Über die Autorin

Lucie Olsan (*1988) litt von Kindesbeinen an unter ausgeprägten Symptomen der Neurodermitis. Bedingt durch das bei ihrem schweren Krankheitsverlauf in Erscheinung tretende Versagen der Schulmedizin begann sie, sich für Naturmedizin zu interessieren und den wahren Ursachen aller Erkrankungen auf den Grund zu gehen. Während des Studiums der Landschaftsarchitektur an der Universität von Kopenhagen lernte sie die Pflanzenwelt und somit die Macht der Natur unmittelbar kennen. Sie ist Mitglied der Mensa International sowie zum gegenwärtigen Zeitpunkt Heilpraktikeranwärterin und Studentin der Diätologie an der Medizinischen Fakultät der Karlsuniversität in Prag. Darüber hinaus ist sie als Autorin tätig.

NEURODERMITIS

selbst natürlich heilen

(in 8 Schritten)

Lucie Olsan

2018

Neurodermitis selbst natürlich heilen (in 8 Schritten)

© 2018 Lucie Olsan

1. Auflage

Umschlaggestaltung & Foto: Lucie Olsan

Illustrationen: Shutterstock.com

Lektorat, Korrektorat: Christian Brandstötter, Nicole Hofbauer

Verleger: Lucie Provazníková, Lachenmeyrstr. 20, 81827, München

Druck: Amazon Media EU S.à r.l., 5 Rue Plaetis, L-2338, Luxembourg

ISBN Paperback: 978-3-9820108-0-9

ISBN e-Book: 978-3-9820108-3-0

Buchbestellungen & Kontakt:

info@lucieolsan.com

Bibliografische Information der Deutschen Nationalbibliothek:

Die Deutsche Nationalbibliothek verzeichnet diese Publikation in der Deutschen Nationalbibliografie; detaillierte bibliografische Daten sind im Internet über http://dnb.d-nb.de abrufbar.

Meinen geliebten Eltern, die mich immer dabei
unterstützen, meinen eigenen Weg zu gehen.

Ein großer Dank an Korbinian, der stets an mich glaubt
und mir in allem bedingungslos den Rücken stärkt.

INHALTSVERZEICHNIS

EINLEITUNG

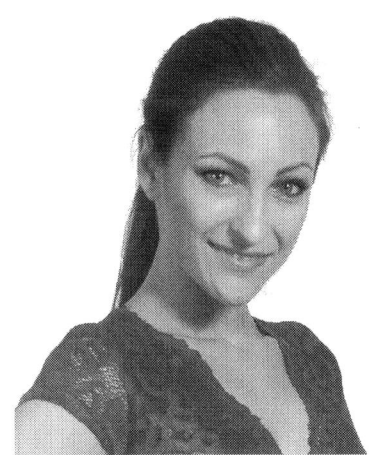

Wenn Sie dieses Buch in Händen halten, liegt die Wahrscheinlichkeit nahe, dass Sie oder Ihre Familienmitglieder mit Neurodermitis sowie mit der Unzulänglichkeit schulmedizinischer Behandlungen selbst Erfahrungen gemacht haben. Wahrscheinlich haben Sie sich auch schon die Frage gestellt:

▶ **Wieso bin ich erkrankt?**

Wenn sich Ihre Gedanken bereits um die Antwort auf diese Frage drehen, dann sind Sie auf dem richtigen Weg.

In diesem Buch möchte ich das Thema etwas anders behandeln, da ich durch meine lebenslange Erfahrung mit Neurodermitis erleben musste, dass die traditionellen schulmedizinischen Behandlungen leider oft keine langfristigen Erfolge bringen. Gleichzeitig gibt es aber viele Alternativen, wie man Neurodermitis effektiv und vor allem natürlich behandeln kann. Zahlreiche wissenschaftliche Studien haben sich mittlerweile mit der Wirkung verschiedener Pflanzen auf die Neurodermitis befasst und oftmals haben sie die von der Volksmedizin proklamierten Effekte belegt und somit ihren Einsatz gerechtfertigt – ob als Begleittherapie der schulmedizinischen Behandlung oder als alleinige Behandlung.

Dieses Buch wird Ihnen einen ganzheitlichen Einblick in die Dynamik dieser Erkrankung bieten, ihre häufigsten Ursachen darlegen und eine Reihe geeigneter Naturheilmethoden vorstellen. Es handelt sich dabei um eine zusammenfassende Sammlung und Synthese von verschiedenen Rezepten der europäischen, chinesischen und indischen Volksmedizin, wissenschaftlichen Erkenntnissen und meiner eigenen dreißigjährigen Erfahrung.

Die Heilung von Neurodermitis wird auf der physischen, psychischen sowie auf der seelischen Ebene durchgeführt. Besonders bei ausgeprägten Symptomen der Neurodermitis ist es nur durch einen solchen ganzheitlichen Heilprozess möglich, die Krankheit zu verstehen und sich langfristig zu heilen.

Jedoch ist dieses Buch mehr als nur eine reine Therapieanleitung konzipiert. Es soll eine Inspirationsquelle für alle darstellen, die einen metaphysischen Aspekt des Krankseins akzeptieren und auch dazu bereit sind, mit Hilfe (!) ihrer Erkrankung einen tiefgreifenden Sinn im Leben zu suchen. Dieses Buch fordert zur Übernahme der Verantwortung für die eigene Gesundheit und das eigene Leben heraus.

1. (MEIN) LEBEN MIT NEURODERMITIS

Knapp 30 Jahre persönlicher Erfahrung haben mich dazu bewegt, dieses Buch zu verfassen. Ich wurde als ganz gesundes Kind geboren, doch im Alter von 10 Monaten erschienen die ersten Anzeichen von Neurodermitis und verschiedener Allergien. Wohlgemerkt, das passierte nur kurz nach einer Impfung – aber darauf werde ich später noch zurückkommen. Dieses Buch soll sich nämlich nicht in erster Linie mit Impfungen beschäftigen, allerdings kann man dieses Thema in Verbindung mit Neurodermitis nicht ignorieren.

In meinem Fall handelte es sich um ziemlich schwere, ganzjährige Symptome, hauptsächlich auf den Händen, in bestimmten Jahreszeiten dann auch an anderen Stellen. Meine Hände waren trotz aller aufwendigen Pflege und Mühe meiner Eltern die meiste Zeit mit blutigen Wunden, bis zu 4 mm tiefen und ein Paar Millimeter breiten Einrissen und Schuppen bedeckt. Ich konnte nur selten im Sandkasten spielen, gechlortes Wasser war untersagt, doch noch schlimmer als alle diese Hindernisse, die die Erkrankung selbst bereitet, waren die Reaktionen, die manchmal aus dem Umfeld kamen.

Neurodermitis bringt nicht nur physische Symptome, aber auch psychische Herausforderungen mit sich. Sie beeinflusst bei kleinen Kindern die Entwicklung der Persönlichkeit und beeinträchtigt auch bei Erwachsenen das soziale Leben. Oft wird dies durch die Reaktionen des Umfelds verursacht; und zwar nicht nur von bösen Menschen, sondern auch von denen, die eigentlich helfen möchten. Beileidsbekundungen oder Bemerkungen, wie schlecht es aussehe, helfen nicht – auch dann nicht, wenn sie gut gemeint sind. Negative Reaktionen fremder Personen lernt man bald zu ignorieren, aber übertriebene Reaktionen von geliebten Menschen weisen immer wieder bloß darauf hin, dass man anders ist und durch seine Erkrankung identifiziert wird.

Ich hatte als Kind die Beileidsbekundungen meiner Oma nie verstanden: es waren doch die einzigen (und dadurch auch ganz perfekten!) Hände, die ich hatte! Ich habe sie geliebt, ich hätte sie nie ausgetauscht. Wenn man nämlich das ganze Leben eine gesundheitliche Einschränkung hat, fühlt es sich als normal an: Man kennt nichts anderes und irgendwie gehört die Erkrankung einfach zum Leben dazu. Man sollte sich auch die Frage stellen, ob man die Erkrankung nicht schon dermaßen als Teil seines selbst sieht, dass man sie eigentlich (unbewusst) gar nicht loswerden will. Dazu kommen wir aber später, wenn wir die seelischen Aspekte der Neurodermitis betrachten.

Meine Eltern haben alles Mögliche versucht, um mir zu helfen, doch die Schulmedizin bezeichnet Neurodermitis im besseren Fall als *unheilbar*, im schlechteren Fall als *heutzutage normal/üblich*. Glücklicherweise ist es in Wahrheit weder das erste, noch das zweite.

Es wird gerne behauptet, dass etwas normal ist, wenn es sich in der Bevölkerung immer mehr verbreitet und weder die Ursache, noch eine effektive Behandlungsmöglichkeit bekannt ist. Typische Beispiele hierfür sind etwa Allergien, Neurodermitis, Diabetes mellitus, Alzheimer, Autismus... Die Anzahl von erkrankten Personen ist bei vielen sogenannten „Zivilisationskrankheiten" gestiegen, und deshalb sind diese *üblich* geworden. Meine Mutter entschied sich aber damals, als ich noch sehr klein war, dass es nicht *normal* ist, krank zu sein, und dass es doch **für jede Krankheit ein Heilmittel und Heilungsweg geben muss**. Und ich glaube mit meinem ganzen Herzen daran, obwohl ich einige Jahre gebraucht habe, bis ich verstanden habe, dass mein Körper keinen Krieg gegen mich führt, sondern dass er mir durch die Neurodermitis-Symptome einen freundschaftlichen Dienst erweist.

1.1. WO ANFANGEN...

Das Problem ist, dass wir uns daran gewöhnt haben, unsere Gesundheit in die Hände anderer zu legen... Und nicht nur unsere Gesundheit. In den meisten Staaten Europas wird es heutzutage vom Staat unterstützt, dass das Volk die Verantwortung für ihr eigenes Leben (in der Regel) freiwillig abgibt. Diese linksgeprägte Art der Staatsorganisation und damit verbundene allgemeine Einschränkung der persönlichen Freiheit hat natürlich auch einen starken Einfluss auf den Gesundheitsbereich.

Der physische Körper und, wenn Sie so wollen, die Seele, sind das Wertvollste, das wir haben und für die wir daher verantwortlich sind. Es ist also unser höchstes Gut, das wir freiwillig wildfremden Menschen anvertrauen. Damit will ich natürlich nicht sagen, dass alle Ärzte böse sind oder nicht helfen können! Das Problem liegt aber in der Tatsache, dass es letzten Endes nur jeder Mensch selbst ist, der sich um seinen Körper kümmern kann. Niemand kann Sie heilen, wenn Sie selbst dafür nichts tun wollen.

Uns wurde jedoch gelehrt, diese Verantwortung abzugeben, uns ungeeignet zu ernähren und dann zu erwarten, dass der Arzt den Zauberstab schwingt und uns gesund macht. So funktioniert es aber nicht. Stellen Sie sich vor, dass Sie Ihr Auto jahrelang mit falschem Benzin tanken, es verrosten lassen und dann wollen, dass jemand daraus einen auf Hochglanz polierten Neuwagen zaubert. Das ist ohne laufende Pflege unmöglich. **Der allererste Schritt ist also, die Verantwortung für Ihre eigene Gesundheit und tagtägliche Pflege zu übernehmen.** Dieser Weg ist zwar nicht einfach, aber er lohnt sich. Der nächste Schritt ist eine aktive Suche nach Arzneien und Heilmethoden, die zur dauerhaften Gesundheit führen.

In meinem Fall war meine Mutter eine große Unterstützung und Hilfe. Sie hatte schon früh begonnen, sich für andere als klassische schulmedizinische Behandlungwege zu interessieren. Ich kann mit Gewissheit sagen, dass ich die meisten Naturheilmethoden als Versuchskaninchen meiner geliebten Mutter ausprobiert habe. Später habe ich selbst angefangen, über Gesundheit zu lesen, die Naturheilmethoden zu recherchieren und mit meiner Ernährung zu experimentieren.

Ich habe auch begriffen, dass die Hemmung der Symptome durch übliche Arzneimittel der Schulmedizin nur eine kurzzeitige und oberflächliche Lösung ist, die oft die Entstehung anderer Erkrankungen zur Folge hat (Allergien, Asthma, Nahrungsmittelunverträglichkeiten...).

Langsam habe ich im Laufe meines Lebens herausgefunden, was die Ursache meines Ekzems ist, welche Auslöser die Symptome verschlimmern und welche Tätigkeiten, Anwendungen und Heilmittel sie tatsächlich mildern.

2. NEURODERMITIS

Neurodermitis (auch atopische Dermatitis oder atopisches Ekzem), ist eine entzündliche Erkrankung der Haut mit chronisch-rezidivierendem Verlauf, die die Schulmedizin als unheilbar bezeichnet und deren Ursache als unbekannt gilt.

In Wirklichkeit sind die Hauterscheinungen aber auf eine Störung des gesamten Systems zurückzuführen, die durch Fehlernährung, eine veränderte Darmflora, Immundefekte und eine genetische Prädisposition verursacht wird.

Die Entstehung der Krankheit geht meist mit der Neigung zur familiären Atopie einher. Als Atopie wird eine genetische Disposition zur Entwicklung von Überempfindlichkeitsreaktionen der Haut und Schleimhäute mit vermehrtem Auftreten von Ekzemen, Asthma bronchiale und allergischer Rhinopathie bezeichnet.

Grundsätzlich führt eine (genetisch bedingte) Störung der Barrierefunktion der Haut, resultierend aus einem Defekt der epidermalen Zelldifferenzierung, zu einer verstärkten Penetration von Allergenen, die nachfolgend von antigenpräsentierenden Zellen aufgenommen werden und eine allergische Reaktion hervorrufen.

Es kommt zu verschiedensten Effloreszenzen: Papeln, Bläschen, Rhagaden, Schuppen, Erosionen, Lichenifikation (Verdickung der Haut). Zusätzlich bestehen starker Juckreiz, Austrocknung der Haut und oft auch blutige Wunden nach dem Kratzen.

Neurodermitis betrifft ca. 5 % der Erwachsenen und 10–20 % der Kinder, Tendenz steigend.

Neurodermitis selbst natürlich heilen (in 8 Schritten)

GESUNDE HAUT

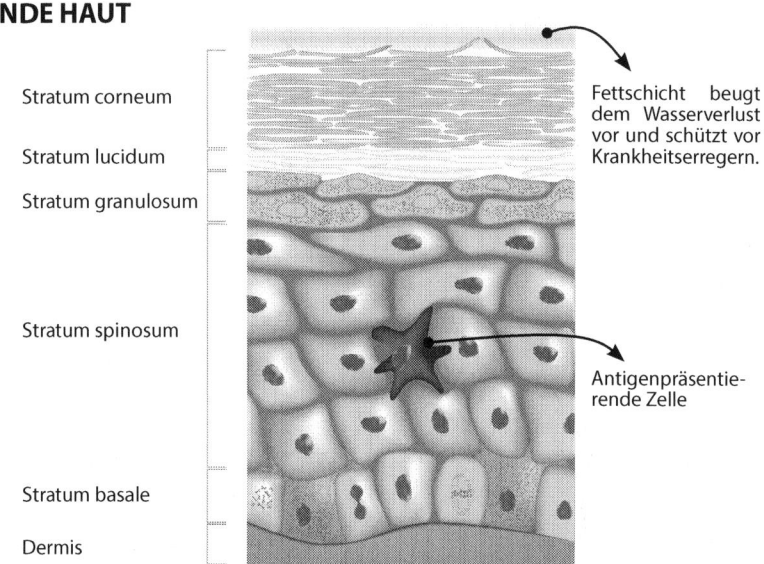

Stratum corneum

Stratum lucidum

Stratum granulosum

Stratum spinosum

Stratum basale

Dermis

Fettschicht beugt dem Wasserverlust vor und schützt vor Krankheitserregern.

Antigenpräsentierende Zelle

HAUT MIT NEURODERMITIS

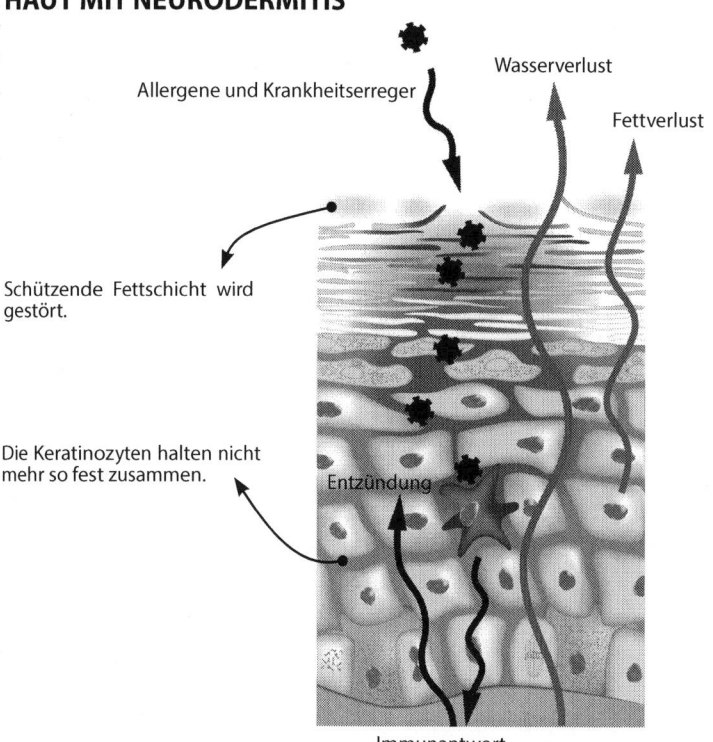

Allergene und Krankheitserreger

Wasserverlust

Fettverlust

Schützende Fettschicht wird gestört.

Die Keratinozyten halten nicht mehr so fest zusammen.

Entzündung

Immunantwort

2.1. NEURODERMITIS ALS SYSTEMISCHE STÖRUNG

Während Neurodermitis in den letzten Jahrzehnten ausschließlich als eine Autoimmunerkrankung angesehen wurde, weisen heutzutage immer mehr Studien darauf hin, dass sie mit anderen Erkrankungen Hand in Hand geht, bzw. **das Risiko erhöht, früher oder später an bestimmten anderen Erkrankungen zu leiden.**[1] Zu diesen zählen nicht nur Allergien, Asthma oder Lebensmittelallergien,[2] sondern auch Adipositas, rheumatische Arthritis, Herz-Kreislauf-Erkrankungen und psychische Störungen.[3][4][5][6]

Typische, mit Neurodermitis einhergehende Probleme, wie Asthma und Allergien, sind auf immunologische Prozesse zurückzuführen und ein Zusammenhang mit Neurodermitis wird meistens gut erkannt. Die Assoziation zwischen anderen Erkrankungen wird aber seltener thematisiert (wenn überhaupt) und oft werden diese Erkrankungen, die viel später im Leben auftauchen können, überhaupt nicht mit Neurodermitis in Verbindung gebracht. Solche Erkrankungen, wie beispielsweise Adipositas, Herz-Kreislauf-Erkrankungen oder Depressionen, können nämlich auch erst als Folge der durch die Neurodermitis geänderten Lebensqualität auftreten.

Psychische Erkrankungen wie Depressionen, Ängste, Hyperaktivität usw. können mit Schlafstörungen zusammenhängen, die auf den Juckreiz zurückzuführen sind.[7] Gemäß einer taiwanesischen Studie erhöht die Anwesenheit einer atopischen Erkrankung früh im Leben das Risiko, eine Konzentrationsstörung oder Hyperaktivität (ADHD, ASD) im weiteren Lebensverlauf zu entwickeln.[8] Die chronischen Gesundheitsbedingungen im Kindesalter erhöhen auch das Risiko weiterer emotionaler und Verhaltensprobleme.[9] Die Mechanismen hinter diesen bei Neurodermitis auftretenden neuropsychiatrischen Störungen sind nicht ganz klar, allerdings gibt es Hinweise darauf, dass sie auch physiologisch (durch physikalische und biochemische Vorgänge in den Zellen, Geweben und Organen) bedingt sein könnten.[10]

In Nordamerika und Asien konnte man bei Patienten mit Neurodermitis ein häufigeres Auftreten von Adipositas feststellen. Dies hängt wahrscheinlich eng mit dem Lebensstil zusammen, der durch die Neurodermitis beeinflusst wird. Oft ist es nicht möglich, an manchen Aktivitäten teilzunehmen (schwimmen, im Sandkasten spielen, in der Sonne laufen...) und in der Folge zeigen viele Kinder mit schweren Neurodermitis-Symptomen eine verminderte körperliche Aktivität, nehmen nicht an sportlichen Aktivitäten teil und verbringen mehr Zeit vor dem Fernseher oder beim Videospielen.[11]

In vielen Forschungen wird Neurodermitis auch mit Herz-Kreislauf-Erkrankungen in Zusammenhang gebracht. Dazu tragen unter anderem auch die Schlafstörungen, Müdigkeit und ungenügende körperliche Aktivität bei. Erwachsenen können nämlich zu vermehrtem Zigaretten- und Alkoholkonsum neigen, was auf die Psyche zurückzuführen ist und gleichzeitig das Risiko von Herz-Kreislauf-Erkrankungen erhöht. Bei Erwachsenen mit Neurodermitis besteht ein erhöhtes Risiko der Hypertonie (Bluthochdruck), Diabetes und Hypercholesterinämie (hohem Cholesterinspiegel im Blut).[12]

Die genaue Ursache des erhöhten Blutdrucks bei Kindern mit Neurodermitis ist zwar unbekannt, aber er ist nicht von der Adipositas abhängig.[13]

Manche Studien deuten auch auf einen möglichen Zusammenhang mit Lymphomen hin. Als Lymphom bezeichnet man eine Vergrößerung eines oder mehrerer Lymphknoten. Eine solche Vergrößerung kann auf Infektionen oder aber auf bösartige Vorgänge in den Lymphknoten hinweisen.[14]

Die Zusammenhänge zwischen der Pathophysiologie all dieser Erkrankungen und Neurodermitis sind sehr komplex. Während sich Allergien und Infektionen in der aktiven Phase relativ früh entwickeln, können Herz-Kreislauf-Erkrankungen oder Lymphome erst viel später entstehen und sich als Folge einer chronischen dauernden Entzündung erweisen.[15]

Alle obengenannten Erkrankungen hängen eng miteinander zusammen und Neurodermitis sollte nicht als deren direkte Ursache angesehen werden, sondern als ein Faktor, der das Leben derart verändert, dass es ohne das Ergreifen von notwendigen Maßnahmen zur Entwicklung weiterer Erkrankungen führen kann. Es ist von hoher Bedeutung, dieses systemische Bild unseres Körpers zu verstehen, denn nur so begreift man auch, dass es auf keinen Fall

ausreichend ist, Hautsymptome mit Cortison-Salben zu beseitigen, beziehungsweise zu unterdrücken.

Die ganzheitliche Therapie, die in diesem Buch vorgestellt wird, beschäftigt
sich deswegen nicht nur mit der Beseitigung der schwersten Hautsymptome
der Neurodermitis, sondern auch mit der gesamten Lebensweise, um so den
systemischen Beschwerden vorzubeugen.

2.2. GENETISCHE PRÄDISPOSITION

Neurodermitis hat einen starken genetischen Hintergrund. In den letzten Jahren
konnten mehrere, mit Neurodermitis assoziierte Gene identifiziert werden, die
unter anderem an Aufbau und Funktion der Hautbarriere, an der epidermalen
Proliferation sowie Differenzierung, am Fettstoffwechsel und an der Immunantwort beteiligt sind.

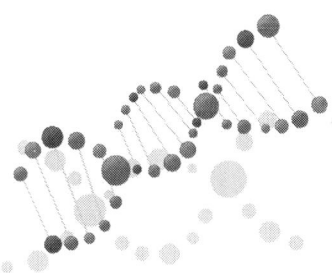

Die Störungen in der epidermalen Barriere sind teils auf Mutationen (R501X
und 2282del4) im Filaggrin-kodierenden Gen (FLG) zurückzuführen.[16] Filaggrin ist ein essenzielles Strukturprotein des *Stratum corneum* (die oberste
Schicht der Epidermis), das beim Verhornungsprozess der Haut in den Keratinozyten (hornbildenden Zellen) gebildet wird. Es hilft beim Aufbau (Zelldifferenzierung) der Epidermiszellen. Ein Mangel an Filaggrin, von dem in
Europa etwa 10 % der Bevölkerung betroffen sind, verursacht schuppende,
trockene Haut und führt zu einem dreifach erhöhten Risiko, an Neurodermitis
zu erkranken. FLG-Mutationen sind der stärkste bislang bekannte Risikofaktor
für Neurodermitis.[17][18][19]

Eine gestörte Barrierefunktion ist dann eng verknüpft mit der im Zuge einer systemischen allergischen Reaktion auftretenden chronischen Immunaktivierung in der Haut. Es kommt zu Defekten der Immunregulation.[20]

Die Genetik ist also eine wichtige Voraussetzung für Neurodermitis. Ist einer von den Eltern betroffen, erkrankt ein Kind mit einer Wahrscheinlichkeit von ca. 30 %. Sind beide Eltern betroffen, liegt das Risiko bei 50 %. In der Regel kommt es schon im ersten Lebensjahr zum ersten Auftreten der Krankheit.

Weil viele Kinder ohne sichtbare Anzeichen geboren werden, ist es besonders in von Neurodermitis betroffenen Familien wichtig, im ersten Lebensjahr typische Neurodermitis-Reize zu vermeiden. Es wurde festgestellt, dass Katzenschuppen das Entwicklungsrisiko bei FLG-Mutationsträgern im ersten Lebensjahr wesentlich erhöhen.

Obwohl es jetzt wahrscheinlich so klingt, als könnte man gegen eine genetische Vorbelastung nichts tun, ist das Gegenteil der Fall. Eine relativ junge wissenschaftliche Disziplin, die sogenannte Epigenetik, beschäftigt sich mit Einflussfaktoren, die sich auf die Genexpression auswirken können. Viele von uns sind mit einer Prädisposition zu einer Krankheit geboren, jedoch nur manche erkranken auch tatsächlich. Es wird nämlich ein Reiz gebraucht, um das Gen zu de-/aktivieren. Das können z. B. Faktoren wie Ernährung, Chemikalien, Schwermetalle oder Radioaktivität sein. Wir können unser Genom also nicht verändern, aber wir können beeinflussen, welche Gene sich de-/aktivieren und zum Ausdruck kommen. Diese Richtung der Wissenschaft steckt leider noch in den Kinderschuhen und bietet keine definitiven Antworten und Lösungen für Neurodermitis, aber es ist wichtig, dass wir realisieren, dass wir **durch unsere Lebensweise die Expression (Äußerung) unserer Gene regulieren können.**

Es ist auch interessant zu wissen, dass manche epigenetischen Veränderungen im Genom (d. h. die De-/Aktivierung eines Gens) sich noch (oder erst) in den nächsten 1–3 Generationen auswirken können.[21] Wir vererben also nicht nur die genetische Struktur, sondern auch die De-/Aktivierung verschiedener Gene. Das heißt, dass alles, was wir essen, was wir unserem

Körper zuführen und alle Umweltfaktoren, die auf uns wirken, in unser Genom „eingeschrieben" werden. Auch wenn sich unsere Lebensweise nicht sofort in unserem Gesundheitszustand widerspiegelt, geben wir diese (epi-)genetische Information an unsere Kinder weiter.

2.3. SEKUNDÄRE AUSLÖSER

Neben der genetischen Prädisposition sind Umweltfaktoren wesentliche Voraussetzungen für die Entstehung von Neurodermitis. Normalerweise wird Neurodermitis eher durch eine Kombination von all diesen Faktoren ausgelöst.

Deswegen ist es notwendig, bei der Therapie auf allen Ebenen zu arbeiten und alle Auslöser zu eliminieren. Allerdings können manche Faktoren individuell eine größere Rolle spielen. Das ist bei jedem Atopiker anders. Der Heilprozess erfordert deswegen eine achtsame Beobachtung der Reaktionen des Körpers auf bestimmte Veränderungen im Lebensstil.

Ernährung und gesunder Darm (Funktionskreis Haut-Lunge-Dickdarm)

In der chinesischen Medizin ist die Haut dem Funktionskreis Haut-Lunge-Dickdarm zugeordnet und steht somit im Zusammenhang mit den Organen, die der Ausscheidung dienen. Deswegen ist Neurodermitis so oft mit Allergien oder Asthma bronchiale verbunden und nicht selten kommt es dazu, dass wenn die Schulmedizin die Hautsymptome mit Kortikosteroiden unterdrückt, eine Allergie oder gleich ein Asthma entsteht.

Der Zusammenhang zwischen Neurodermitis und Lebensmittelunverträglich-keiten ist schon seit Jahrzehnten aus vielen wissenschaftlichen Studien gut bekannt.[22] Unter anderem spielt hier eine erhöhte Permeabilität der Darmwand eine wichtige Rolle, die wir noch zu späterem Zeitpunkt näher betrachten werden.

Die klinische Erfahrung zeigt, dass bestimmte Lebensmittel individuell unter-schiedlich eine Verschlechterung der Neurodermitis hervorrufen können. Die

Bedeutung einer geeigneten Ernährung zeigt sich auch in der Tatsache, dass es bei etwa 60 % aller Fälle von Neurodermitis im Kindesalter zu Überempfindlichkeitsreaktionen auf bestimmte Lebensmittel kommt.[23][24] Besonders aggressiv wirken in der Regel Milch, Milchprodukte, Schweinefleisch, Weißmehl (Gluten) und verschiedene Zusatzstoffe.[25][26]

Eine geeignete Ernährungsweise wird später in diesem Buch im Detail vorgestellt.

Giftstoffe in der Umwelt

Offiziell weiß man nicht, wieso es in den letzten Jahrzehnten in den westlichen Industrieländern zu einem enormen Anstieg von Neurodermitisfällen kam. Hoch liegt die Erkrankungsrate besonders in sozial höheren Bevölkerungsschichten. Obwohl es nur eine Hypothese bleibt, lässt sich dies durch die veränderte Lebensweise in Großstädten und durch eine vermehrte Verwendung von Chemikalien in allen Lebensbereichen (Pestizide, Herbizide, Geschmacksverstärker, Parabene, künstliche Düngemittel, Bisfenol-A in Plastikflaschen usw.) leicht erklären. Solche Giftstoffe nehmen wir täglich durch unsere Ernährung, Kosmetik, Trinkwasser und Luft auf.

Stress und Psyche

Stress ist als Auslösefaktor vieler Krankheiten schon gut bekannt. Weil der Körper aus mehreren Ebenen besteht, die sich gegenseitig beeinflussen, ist die Behandlung sowohl auf der mentalen und der emotionalen Ebene sehr wichtig.

Das soziale Umfeld

Die Haut dient als Barriere zwischen unserem eigenen Körper und der Außenwelt. Sie ist die physische Grenze des Ich-Bewusstseins und gleichzeitig das unmittelbarste Kontaktorgan zu unseren Mitmenschen. Bei allen chronischen Störungen der Hautfunktion müssen wir also auch die Psyche behandeln.

2.4. IMPFUNG

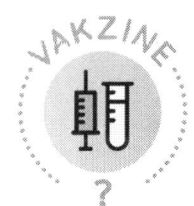

Dieses Thema lässt sich nicht vermeiden, wenn in Ihrer Familie eine Neigung zur Atopie existiert. Obwohl die Entstehung von Neurodermitis wissenschaftlich noch nicht genau geklärt ist, geben viele Betroffene einen gemeinsamen Startpunkt an: eine Impfung.

Gründe, wieso Impfungen als sekundäre (und vielleicht auch primäre) Auslöser agieren können, sind zum einen der **Anteil von schädlichen Zusatz- oder Trägerstoffen**, zum anderen der **gewaltige Eingriff in das Immunsystem** in einem oft sehr jungen Alter. Eine Impfung ist eine „Modifizierung" des Immunsystems, das bei Menschen mit einer genetischen Prädisposition für Neurodermitis schon sehr sensibel ist.

Nicht bei jedem, sondern bei Menschen mit einer genetischen Prädisposition (im Fall von Neurodermitis FLG-Mutationen) oder bei empfindlichen Menschen kann die Impfung eine Störung der Entwicklung des Immunsystems verursachen und als Folge kann es zur Entstehung verschiedener (Autoimmun-)Erkrankungen kommen. Die Vermutung liegt nahe, dass ein solcher Eingriff in das Immunsystem unvorhersehbare Konsequenzen haben kann, wenn ein angeborener Immundefekt schon bei Atopikern genetisch besteht.

Die Problematik ist noch komplizierter, da die Impfung auch nur als ein verschlimmernder Faktor agieren kann, der zur genetischen Prädisposition dazukommt, die Person aber erst später im Leben nach einem weiteren sekundären Auslöser (Hormone, Stress, Toxine…) erkrankt.

> Neurodermitis und auch viele andere gesundheitliche Beschwerden sind nicht bloß das Ergebnis eines einzigen, sondern von mehreren Faktoren, die sich mit der Zeit ansammeln und deren Kombination letztendlich zur Erkrankung führt.

Das ist unter anderem auch der Grund, wieso es sehr aufwendig und schwierig (wenn überhaupt möglich) wäre, den Zusammenhang zwischen Impfungen und Neurodermitis, bzw. Allergien und anderen chronischen Erkrankungen zu beweisen. Es ist gut möglich, dass sie manchmal nur als ein Kofaktor wirken.

Man sollte auch immer im Kopf behalten, dass **Pharmafirmen natürlich kein Interesse daran haben, negative Aspekte von Impfungen zu erforschen** – und die meisten wissenschaftlichen Studien werden genau von diesen Firmen bezahlt! Die Ärzte nehmen auf der Universität den jetzigen Standpunkt der Medizin an, d. h. die Ergebnisse der von den Pharmafirmen bezahlten wissenschaftlichen Studien, und bilden sich meistens in der Problematik nicht weiter.

Einem kritischen Geist muss aber klar sein, dass der Mangel an klaren, eindeutigen Beweisen die Schädlichkeit der Impfungen nicht ausschließt. Keine von den obengenannten möglichen negativen Auswirkungen der Impfungen wurde ausgeschlossen und Menschen mit einer Familienanamnese sollten das gut im Gedächtnis bewahren. Es gibt mehrere Punkte, die Sie gut überlegen sollten, bevor Sie sich oder Ihr Kind impfen lassen – besonders wenn Sie oder auch Ihr Kind schon an Neurodermitis erkrankt sind.

Problem Nr. 1: Ansturm von Krankheitserregern auf das unentwickelte Immunsystem

Für einige Infektionskrankheiten gibt es schon seit langer Zeit Kombinationsimpfstoffe. Diese Impfstoffe wirken gleichzeitig gegen mehrere Infektionskrankheiten, sodass mit einer Impfung gleich ein Schutz gegen mehrere Krankheiten aufgebaut wird. Jedoch gibt es zu vielen Kombi-Impfungen überhaupt keine Studien, die untersuchen, wie die Stoffe in bestimmten Kombinationen in Säuglingen zusammenwirken.

Problem Nr. 2: Schadstoffe

Jede Vakzine ist eine Mischung aus verschiedenen Chemikalien, Pathogenen und anderen Fremdstoffen. Manche agieren als Träger- oder Konservierungsstoffe, andere verstärken die Immunantwort des Organismus. Neben den Krankheitserregern, die in der Natur wahrscheinlich nie in solchen Kombinationen in den Körper eines Säuglings eindringen würden, enthalten manche

Vakzinen zum Beispiel auch Aluminium (siehe Seite 101) oder Quecksilber – beides giftige Stoffe.

Problem Nr. 3: Mangelhafte Forschungen

Manche Impfungen werden schon im ersten Lebensjahr durchgeführt, wo sich das Immunsystem des Säuglings von Natur aus noch entwickelt. Und das, obwohl viele dieser Impfstoffe nie an solchen kleinen Kindern geprüft wurden.

Auch bei Impfungen, deren Nebenwirkungen erforscht werden, werden diese Forschungen ausschließlich an gesunden Menschen durchgeführt, nicht an Menschen, die schon genetische Veranlagungen zu bestimmten Erkrankungen in sich tragen (wie bei Neurodermitis).

Problem Nr. 4: Individuelle Prädispositionen werden nicht berücksichtigt

Dieser Punkt sollte für Sie (oder Ihr Kind) maßgebend sein, denn eine individuelle Behandlung ist bei Neurodermitis absolut essenziell. Eigentlich sollte eine individuelle Herangehensweise stets auch bei Gesunden wichtig sein, aber bei einer bestehenden Krankheit oder ihrer Prädisposition gilt das umso mehr.

In der Regel werden vor der Impfung die individuellen Bedürfnisse wie genetische Prädispositionen oder Atopie nicht vollständig berücksichtigt. Besonders bei einer Neigung zu einer Autoimmunerkrankung oder bei einer schon entwickelten Autoimmunerkrankung ist es klar, dass eine negative Beeinträchtigung des Immunsystems erfolgte. In den meisten Fällen wird diese Tatsache aber nicht wahrgenommen und der Eingriff in das Immunsystem wird trotz der schon bestehenden Beschädigung (oder einer Prädisposition) ohne irgendwelche Maßnahmen durchgeführt. Bei Menschen, die schon genetisch zu einer (Autoimmun-)Erkrankung neigen, hat jeder unnatürliche Eingriff in das Immunsystem unvorhersehbare Folgen. Es ist so, als würde man Roulette spielen.

Problem Nr. 5: Fehlende Beweise langfristiger Unschädlichkeit

Da die Flächenimpfungen erst seit wenigen Generationen appliziert werden, kann nicht mit Sicherheit vorhergesagt werden, welche Auswirkungen sie in ein paar Generationen auf das Genom haben werden – und zwar auch bei ursprünglich gesunden Menschen. Dies würde auch zur Erklärung des Phänomens beitragen, dass die Neurodermitis, Allergien und viele andere Erkrankungen auch bei Kindern von gesunden Eltern auftreten und in jeder Generation die Anzahl der Erkrankten höher ist.

Problem Nr. 6: Geringe Wahrscheinlichkeit ist auch eine Wahrscheinlichkeit

Es wird argumentiert, dass Impfschäden nur in vereinzelten Fällen vorkommen. Das hört sich allerdings unverschämt an, wenn man bereits an einem Impfschaden leidet. Niemand kann garantieren, dass es gerade Ihnen oder Ihrem Kind nicht passieren wird. Außerdem werden viele Fälle – wie Neurodermitis oder Allergien, die kurz nach einer Impfung vorkommen – gar nicht in den Statistiken angegeben, da der Zusammenhang nicht mit Sicherheit bewiesen werden kann. Daher wird dann in weiterer Folge auch nicht über die Gefahr der Impfungen diskutiert.

Natürlich kann Ihnen auch niemand garantieren, dass Sie, falls Sie sich nicht impfen lassen, nicht an einer gefährlichen Infektionskrankheit erkranken.

Zusammenfassung

Mein Ziel ist es nicht, Ihnen von Impfungen abzuraten. Ich möchte vielmehr darauf hinweisen, dass jeder selbst die Verantwortung für seinen Körper und seine Gesundheit trägt und dass alle Entscheidungen in unserem Leben bewusst und informiert gemacht werden sollten. Dazu gehört auch die Entscheidung über Impfungen.

Es muss nicht unbedingt ein festes, kompromissloses ja oder nein sein. Wenn Sie vor bestimmten Erkrankungen Angst haben und Ihr Kind impfen wollen, recherchieren Sie zunächst die Zusammensetzung von den Vakzinen. Teilen Sie die Impfungen in mehrere Schritte auf. Erstellen Sie mit einem guten Arzt einen individuellen Impfkalender für Ihr Kind.

Fürchten Sie sich nicht davor, die volle Verantwortung zu übernehmen. Sie würden doch wahrscheinlich auch nicht in einer Bar das Getränk eines Fremden annehmen, denn wer kann schon wissen, was tatsächlich drin ist. Aber im Falle ihrer eigenen Gesundheit oder des eigenen Kindes geben die meisten Leute die Macht ganz uninformiert in völlig fremde Hände. Leider ist nicht jeder Arzt gut und nicht jeder kennt sich mit der Impfproblematik so gut aus, da der Wissens- und Praxisumfang eines Kinder- oder Hausarztes sehr breit ist. Solche Ärzte folgen dann blindlings und ohne Hinterfragen den Richtlinien und Allgemeinempfehlungen der offiziellen Institutionen. Vergessen Sie auch niemals den Zusammenhang zwischen der Politik und dem Geld. Jede Regierung hat ihre eigenen Interessen; jede Forschung muss von jemandem bezahlt werden; die Pharmafirmen wollen profitieren (nein, sie sind keine Wohltäter).

Übernehmen Sie die volle Verantwortung, informieren Sie sich, recherchieren Sie, suchen Sie nach einem verantwortungsvollen Arzt und treffen Sie eine qualifizierte Entscheidung. Schließlich sind Sie derjenige, der die möglichen Konsequenzen des Impfens oder nicht-Impfens tragen wird.

Da es so viel Literatur über das Thema Impfungen gibt, beschränke ich die Ausführungen in diesem Buch auf das oben Gesagte. Zwar scheinen sie im Bezug zur Neurodermitis zuerst bloß ein Randproblem zu sein, aber in manchen Fällen – wie in meinem – könnte ein falsches Vorgehen in diesem Bereich viel Schaden verursachen.

3. SCHULMEDIZIN

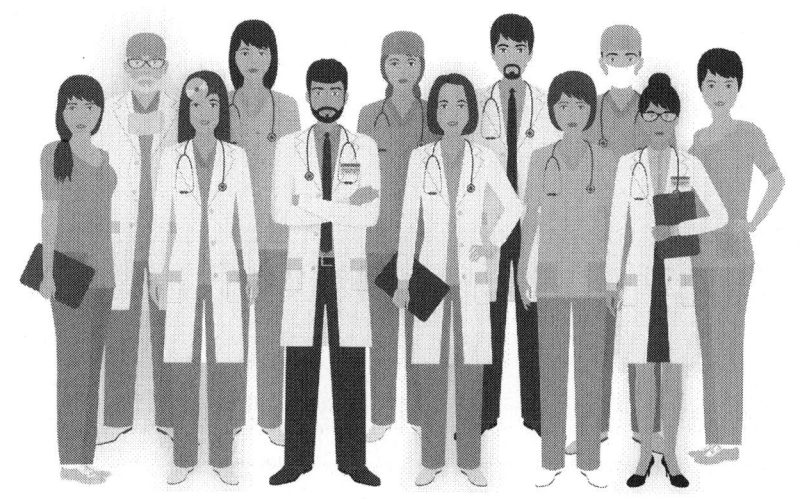

*„Ein Mensch hat nicht eine Krankheit, sondern vielmehr ist **er** krank. Doch gerade dieser kranke Mensch wird von der Medizin nicht behandelt, sondern lediglich seine Krankheiten, seine Symptome."*

Thorwald Dethlefsen

Immer mehr Menschen wenden sich mit ihren chronischen, aber auch akuten Erkrankungen der Naturmedizin zu. Die Schulmedizin kann viele Erkrankungen nicht ausheilen und manchmal bereitet sie dem Erkrankten im Heilprozess mit chemischen Medikamenten sogar noch weitere Probleme. Man muss sich also die Frage stellen, ob dieser Weg der richtige ist.

3.1. DIE WISSENSCHAFTLICHE BASIS

Die heutige Schulmedizin geht meist ausschließlich von wissenschaftlich belegten Fakten aus. Nur solche Aussagen, Fakten und Methoden werden akzeptiert, die auf einer materiellen Ebene bewiesen werden können. Aufgrund dessen wurde ein riesiges Volumen des traditionellen Volkswissens verworfen. Alle Praktiken, deren Anwendung eine jahrtausendealte Tradition hat und deren Wirksamkeit zur Wiederherstellung und Erhaltung der Gesundheit seit jeher erwiesen ist, wurden untersagt. Und das nur deswegen, weil sie wissenschaftlich (noch!) nicht bewiesen werden können. Ist es jedoch wichtig, das genaue Wirkungsprinzip zu kennen, wenn man aus Erfahrung weiß, dass die Praktik hilft?!

Wir leben in einer Welt, in der sich eine Gruppe von Menschen die Macht gesichert hat, bestimmen zu können, was richtig ist und was nicht. Im Namen der Sicherheit der Gesellschaft werden viele traditionellen Medikamente nicht gesetzlich zugelassen oder es wurde verboten ihre Wirkungen auf die Packung zu schreiben. Manche Methoden, wie z. B. Homöopathie, Akupunktur oder Schüssler-Salze, gelten als unwissenschaftlich und werden immer wieder von Vertretern aus Wissenschaft und Schulmedizin aufgrund ihrer materiell und quantitativ unmessbaren Wirkungsprinzipien angegriffen.

Wie sich historisch allerdings schon vielfach gezeigt hat, **irrt sich die Wissenschaft – und zwar ziemlich oft.** Immer wieder werden neue Entdeckungen gemacht, die die bisherigen Theorien, Methoden und Verfahren ändern, oder ganz widerlegen. Und auch wenn diese Entdeckungen gemacht werden, dauert es einige Zeit, bis die neuen Erkenntnisse ihren Weg auf die Universitäten finden (manche Ärzte und Wissenschaftler sagen sogar 20–30 Jahre), und noch länger bis sie von der Öffentlichkeit als selbstverständliche Fakten akzeptiert werden. Schon aufgrund dieser Schwerfälligkeit der Wissenschaft und des Ausbildungssystems ist es unklug, sich nur auf die Schulmedizin blind zu verlassen.

3.2. DIE ROLLE DER PHARMAZEUTISCHEN INDUSTRIE

Ein weiteres Problem stellt die Verbindung von Wissenschaft und medizinischer Forschung mit der Industrie dar. Auch wenn Ärzte und Wissenschaftler nach bestem Wissen und Gewissen vorgehen: Jegliche Forschung muss letztlich auch von jemandem bezahlt werden. Genau an dieser Stelle wird die pharmazeutische Industrie zu einem nicht unwesentlichen Teil der Gesamtproblematik.

Es ist im finanziellen Interesse jeder pharmazeutischen Firma, dass sich ihre Arznei verkauft. Doch bevor dies überhaupt möglich ist, wird jede Arznei in mehreren wissenschaftlichen Studien geprüft. Es werden ihre positiven und negativen Wirkungen, ihre Eignung für verschiedene Gesundheitszustände sowie Sicherheit und Effektivität ausgewertet. Von den Ergebnissen ist dann abhängig, ob das betreffende Arzneimittel auf dem Markt zugelassen wird. Allerdings kann die Zulassung auf mehrere Arten manipuliert werden, vor allem wenn der Auftraggeber der Studie zeitgleich der Hersteller der Arznei ist (was in der Regel der Fall ist). Dass die pharmazeutische Firma im eigenen und nicht im öffentlichen Interesse handelt, ist logisch: Es geht um Geld. So kommt es dazu, dass von der Industrie bezahlte Studien viermal(!) häufiger positive Ergebnisse über eine Arznei aufweisen als es bei unabhängig durchgeführten Studien der Fall ist.[27][28]

Überdies kann sich nur allzu oft derjenige, der für die Studie bezahlt, jederzeit entscheiden, ob die Studie letztendlich publiziert oder überhaupt zu Ende gebracht wird – je nachdem, wie die (bis dahin erlangten) Ergebnisse aussehen. Mehrere Umfragen und Studien haben gezeigt, dass die Kontrolle über die Forschungsdaten in Händen des Sponsors bleiben.[29][30] Das Zurückhalten von Forschungsdaten ist ein großes Problem, denn ein Arzt muss Zugang zu allen (!) Informationen über eine Arznei haben, um ihre Nützlichkeit in individuellen Fällen richtig beurteilen zu können.

Man sollte als Patient auch überlegen, dass ein Arzt nach Abschluss des Studiums ca. 40 Jahre beruflich tätig ist, jedoch ohne weitere verpflichtende formale Ausbildung. Die Medizin indes ändert sich während vier Jahrzehnten komplett. Über neue Arzneien „informiert" werden Ärzte durch Werbung, die ihre Vorteile und Risiken verzerrt darstellt, durch von der Pharmaindustrie finanzierte Schulungen oder durch „unabhängige" akademische Artikel, die insgeheim von Vertretern pharmazeutischer Firmen verfasst werden...

Wenngleich ein Arzt die besten Absichten hat und entsprechend versucht, sich auf eigene Faust so gut wie möglich zu informieren: Er hat in der Regel schlichtweg keinen unbegrenzten Zugang zu sämtlichen Forschungsdaten. Niemand hat ihn.

Die Problematik der pharmazeutischen Industrie ist keine Verschwörungstheorie, sie wurde schon in mehreren (auch oben erwähnten) Studien geforscht und die Ergebnisse sind alarmierend. Wenn Sie sich über die Problematik mehr informieren wollen, empfehle ich Ihnen den Bestseller des britischen Arztes Ben Goldacre *Die Pharma-Lüge: Wie Arzneimittelkonzerne Ärzte irreführen und Patienten schädigen.*[31] Vielmehr habe ich aber die obigen Informationen in dieses Kapitel des vorliegenden Buches über Neurodermitis als eine Art Warnung einbezogen, da ich aufzeigen möchte, dass schulmedizinische Arzneimittel und Praktiken das Produkt einer streng gewinnorientierten Industrie sind und mit größter Vorsicht angewendet werden sollten – auch wenn sie vom Arzt ausdrücklich empfohlen werden.

Ich möchte hiermit auf keinen Fall alle chemischen Arzneimittel ausnahmslos verdammen, sondern vielmehr darauf hinweisen, dass man bei ihrer Anwendung die finanziellen Interessen der Hersteller im Hinterkopf behalten sollte. Die sorglose Einnahme chemischer Stoffe kann unvorhersehbare Nebenwirkungen haben, die entweder überhaupt nicht bekannt sind oder erst gar nicht publiziert wurden, d. h. deren Vorhandensein bewusst unter den Teppich gekehrt werden. In besonders schweren Fällen der Neurodermitis (und allgemein bei akuten gesundheitlichen Problemen aller Art) können chemische Arzneimittel der modernen Schulmedizin eine schnelle Linderung bringen.

Bei chronischen Beschwerden hat aber eine langfristige Einnahme solcher Medikamente (wie etwa von Kortikoiden im Fall von Neurodermitis) immer unerwünschte Nebenwirkungen. Überdies können sie – wie noch erklärt wird – die Ursache letztlich nicht beseitigen.

3.3. DIE GRENZEN DER SCHULMEDIZIN

Gleich am Anfang möchte ich vorwegschicken, dass ich keinesfalls die Vorzüge und die bewundernswerten Fähigkeiten der heutigen Medizin geringschätze. In bestimmten Situationen wie bei Unfällen kann sie das Leben retten. Bei akuten Beschwerden kann ihr Einsatz sehr schnell helfen und sogar entscheidend sein. Jedoch bei chronischen Erkrankungen sind die Methoden meist unzureichend.

Das Wissen der Schulmedizin – so wie es in den gängigen Fällen Anwendung findet – hat gleich mehrere Schwächen. Diese beziehen sich nicht nur auf Neurodermitis, sondern auf die gesamte übliche Praxis. Auffallend bemerkbar machen sich diese Schwächen der Schulmedizin jedoch insbesondere bei chronischen Erkrankungen wie Neurodermitis. Als Folge werden viele Erkrankungen pauschal als unheilbar bezeichnet. Tatsächlich sind sie nur nicht durch die übliche schulmedizinische Praxis heilbar, die sich an die folgenden Prinzipien hält.

Erstens, es wird **meistens ausschließlich der physische Körper behandelt.** Gerade bei Neurodermitis und anderen chronischen Erkrankungen liegt die wahre Ursache in der Regel viel tiefer und auch ganz woanders. Es reicht nicht, die Haut nur von außen mit teuren und chemischen Cremen einzuschmieren. Die Haut hat als Grenze unseres Ich-Bewusstseins nicht nur eine physische, sondern auch eine psychische und eine symbolische Funktion. In den nächsten Kapiteln werden die Rolle der Psyche und die Notwendigkeit einer ganzheitlichen Behandlung des Körpers näher erläutert.

Zweitens, **es wird nicht die Ursache der Krankheit gesucht,** sondern es werden nur die Symptome behandelt. Dadurch kommt es zwar oft zur Unterdrückung der Symptome, aber weil die Ursache irgendwo tief im Körper bleibt, sucht sie sich in der Regel eine andere Weise, um zum Vorschein zu kommen.

Dies ist eine logische Folge des ersten Punktes: Wenn man nur den physischen Körper behandelt, versucht man die Haut von außen zu heilen. So kann man die Symptome zwar loswerden, aber da man die Ursache nicht gefunden hat, kann man auch keine langfristigen Ergebnisse erzielen.

Im ungünstigen Fall verursacht die Unterdrückung der sekundären Symptome die Entstehung von anderen Krankheiten.

Das dritte Problem der Schulmedizin ist, dass sie **nicht den Menschen, sondern die Krankheit behandelt.** Sie hat den Menschen als eine leib-seelische Einheit aus dem Auge verloren.[32] Sie ignoriert, dass die gleichen Symptome sehr unterschiedliche Ursachen haben können – und zwar bei jedem einzelnen Menschen. Bei vielen, hauptsächlich chronischen Erkrankungen wie Neurodermitis sind die Symptome das Ergebnis von sehr individuellen, tief liegenden Problemen. Um sie zu finden, reicht es nicht nur die Krankheit zu behandeln. Vielmehr muss der Mensch in seiner unteilbaren Ganzheit, auf allen Ebenen des Seins, angesprochen werden.

Das vierte Problem geht mit dem vorigen einher und schließt den Problemkreislauf. In unserer Gesellschaft lernt man, sich mit seinen Problemen an den Arzt zu wenden. Jedoch hat dieser normalerweise weder die Zeit, noch die Kompetenz, jemanden zu heilen! Und das sage ich jetzt nicht, weil ich Ärzten ihren guten Willen oder die Kompetenzen absprechen möchte, sondern weil man ein wichtiges Prinzip verstehen muss, wenn man gesund werden möchte:

Nur SIE haben die Kompetenz, sich zu heilen.

Ein Arzt, Heilpraktiker oder ein Berater kann Ihnen nur den Weg zeigen und dabei helfen, die Krankheit zu verstehen. Er kann Sie auf Ihrem Weg unterstützen, aber den Weg kann keiner für Sie beschreiten. Und obwohl es Heilpraktiker gibt (allerdings sehr wenige), die wirklich energetisch heilen können, indem sie die erkrankte Substanz/Energie „aussaugen" und transformieren, hilft es nicht langfristig, wenn man seinen eigenen Lebensstil nicht ändert und die Ursachen der Erkrankung bestehen bleiben. Und genauso wenig kann Ihnen langfristig ein Arzt helfen, indem er Ihnen eine chemische Arznei vorschreibt, die Ihre Probleme zwar vielleicht schnell beseitigt, aber in Wirklichkeit die zugrundeliegende Ursache nicht löst.

Ärzte sind heutzutage eigentlich in einer nicht beneidenswerten Position: Sie werden von ihren Patienten dazu gezwungen, die volle Verantwortung für ihre Gesundheit – für ihr Leben! – zu übernehmen und schnell eine Besserung herbeizuführen. Am besten so, dass sich der Patient um nichts kümmern und bemühen muss. Und darum wird ihnen an den Universitäten auch vermittelt, ihre Praxis derart zu führen. Schnell, mithilfe der Chemie, auf den ersten Blick effektiv und unpersönlich. Allerdings ist dies auch nicht die alleinige Schuld der behandelnden Ärzte, denn diese Form der Behandlung spiegelt nur den Unwillen ihrer Patienten wider, sich aktiv um ihre Gesundheit zu kümmern und auf ihren Körper zu hören.

3.4. ÜBERNAHME DER VERANTWORTUNG

„Es gibt keine Lösung von Lebensproble-
men, außer, man bemüht sich darum.“

M. Scott Peck

Der außerordentliche amerikanische Psychiater, Dr. Morgan Scott Peck, betont in seinem Buch *Der wunderbare Weg* die Notwendigkeit, die Verantwortung für unser Leben zu akzeptieren. Denn wenn wir ein Problem nicht als unseres betrachten, dann können wir es auch nicht lösen. Wir erwarten, dass es jemand anderer für uns macht. Zu viele Menschen suchen die Ursachen ihrer Probleme im sozialen Umfeld, in der Politik, in der Gesellschaft – nur damit sie nicht die Verantwortung übernehmen und das Problem selbst lösen müssen. Dann können sie sich darüber beschweren und bedauern, was ihnen das Schicksal aufgeladen hat.

Mit der Gesundheit ist es nicht anders. Fragt man die Menschen danach, wieso sie denken, dass sie erkrankt sind, so fällt den Meisten nichts ein, oder sie begnügen sich mit der Tatsache, dass es „halt einfach manchmal so passiert". Wenn wir krank sind, gehen wir zum Arzt und erwarten, dass er uns mit magischen Kräften einfach heilt. Ich habe viele Menschen getroffen, die sich über ihren Gesundheitszustand beschwert haben und ich habe mich sehr bemüht, ihnen Ratschläge und Hilfe anzubieten. Allerdings fordern die natürlichen Methoden ein bisschen mehr Zeit, Geduld, Ausdauer und Disziplin, was eine aktive Bestrebung voraussetzt. Viele haben daher lieber wieder irgendwelche chemischen Tabletten eingenommen oder sich impfen lassen. Denn dafür muss man sich nicht bemühen: Man gibt die Verantwortung für seine eigene Gesundheit an den Arzt ab.

Aber die Erkrankung ist nicht *sein* Problem, sondern *unseres*. *Wir* haben die Symptome, *wir* können wegen dem Juckreiz nicht gut schlafen, *wir* müssen immer wieder viel Geld ausgeben, um Salben und Verbände zu kaufen. Es ist immer nur unser Problem, nicht jenes des Arztes. Wir sind diejenigen, die den Heilprozess durchlaufen müssen und die Maßnahmen setzen müssen. Denn auch der Arzt ist nicht allmächtig und kann die Entwicklung einer Erkrankung nicht völlig verhindern, wenn der Patient weiter einen ungeeigneten Lebensstil führt.

Außerdem ist jeder von uns ein Individuum und braucht eine individuelle Therapie. Auch gute Ärzte und Heilpraktiker, die ihre Patienten gut einschätzen können und deren Heilmethoden äußerst individualisiert sind, brauchen die Mitarbeit des Patienten. Der Patient ist gefordert, sich selbst zu bemühen, sich zu beobachten, der Therapie zu folgen und zu einem aktiven Faktor des Heilprozesses zu werden.

Die Überwindung der selbstzerstörerischen, passiven mentalen Einstellung, die wir seit dem Kinderalter vom gesellschaftlichen System beigebracht bekommen haben, ist ein sehr wichtiger Schritt.

Jeder von uns hat Heilfähigkeiten!

4. DIE NATURMEDIZIN

Im Fall von vielen chronischen Erkrankungen wie Neurodermitis wird von den Patienten immer öfter nach alternativen naturheilkundlichen Therapien gesucht.

Die Naturmedizin behandelt den Menschen völlig anders, weil sie sich nicht auf die wissenschaftlich bestätigten Methoden beschränkt. Oft wird sie als „alternative Medizin" benannt, was aber im Grunde genommen nicht richtig ist, denn die Naturmedizin wird seit jeher erfolgreich angewendet. Man könnte die alternative Medizin so definieren, dass sich ihre Methoden nicht immer auf wissenschaftlich belegte Beweise stützen.[33] Tatsächlich sind diese Beweise aber einfach nur unzureichend, aber *nicht gegen* die Therapie.

Jede Kultur hat eigene Praktiken, die auch geografisch abhängig sind, da man früher nur mit lokal verfügbaren Pflanzen arbeiten konnte. Eins haben aber alle Richtungen der Naturmedizin gemeinsam: sie isolieren das Problem nicht. Die **Erkrankung wird ganzheitlich betrachtet und die Behandlung begrenzt sich nicht nur auf die erscheinenden Symptome, sondern sie umfasst den Menschen in seinem ganzen Sein.** Und so wie jeder von uns ein Individuum ist, verlangen auch unsere Körper (und Seelen) nach einer ganz individuellen Pflege – auch wenn die Symptome dieselben sind.

4.1. NICHT NUR DEN PHYSISCHEN KÖRPER HEILEN (ANATOMIE DER AURA)

Aus naturheilkundlicher Sicht ist eine Erkrankung immer ein Ausdruck einer Störung des gesamten Organismus – und so muss sie auch behandelt werden.

Um eine Erkrankung diagnostizieren und heilen zu können, müssen wir zumindest grob verstehen, woraus unser Körper besteht. Verschiedene Systeme stellen unterschiedliche Unterteilungen des menschlichen Seins vor, aber im Grunde sind sie alle sehr ähnlich. Wir haben nämlich nicht nur den physischen Körper, sondern auch andere Ebenen, die ebenso erkranken können.

Physischer Körper

Der physische Körper ist jener, den wir sehr gut kennen und gleichzeitig ist es der einzige Teil unseres Seins, den die heutige Wissenschaft anfassen kann. Dieser Körper muss in der Therapie natürlich auch behandelt werden, besonders bei Neurodermitis, aber wenn wir uns (so wie die Schulmedizin) nur auf diese Ebene beschränken und die Ursache vielleicht (auch) auf anderen Ebenen liegt, kann die Behandlung nicht erfolgreich und dauerhaft sein.

Auf dieser Ebene wirkt sich hauptsächlich die Therapie mit Makronährstoffen (Ernährung, Nahrungsergänzungsmittel, Kräutertherapie), Bewegung, Massage, Lymphdrainage und Mikronährstoffen (Schüssler-Salze) aus.

Ätherischer Körper

Der ätherische Körper überschreitet den physischen Körper um ungefähr 3–5 cm und verknüpft die materielle Welt mit den feineren, nicht-materiellen Substanzen. Auf dieser Ebene existieren die bekannten energetischen Leitbahnen der chinesischen Medizin: Meridiane. Auf diesen Leitbahnen fließt die Energie durch den Körper. Jede Veränderung auf der energetischen Ebene wirkt sich auf den physischen Körper aus und umgekehrt.

Auf dieser Ebene wirken vor allem alle Behandlungen, die mit der Energie arbeiten: Akupunktur, Akupressur, Jin-Shin-Jyutsu usw. Da der ätherische Körper aber so eng mit dem physischen verbunden ist, wirken sich alle obengenannten Praktiken bei beiden Körpern im Endeffekt auf beiden Ebenen aus.

Astralkörper (Emotionaler Körper)

Der Astralkörper ist der Körper der Emotionen und überschreitet den physischen Körper um ca. 5–10 cm. Er befindet sich in ständiger Bewegung und spiegelt die aktuellen und langfristigen Emotionen wieder. Wenn jemand seine Emotionen unterdrückt oder ständig mit negativen Emotionen wie Aggressivität, Wut, Neid oder Trauer überbelastet ist, kumuliert sich die Energie auf dieser Ebene, beeinflusst dann die anderen Ebenen des Körpers und führt zur Erkrankung.

Mentaler Körper

Der mentale Körper überschreitet den physischen Körper um ca. 10–15 cm und ist bei denjenigen besonders entwickelt, die ihren Intellekt regelmäßig benutzen. Jeder Gedanke, jede Meinung und jedes Wort, das wir denken oder aussprechen, bildet den mentalen Körper und wirkt sich somit auch auf die anderen Ebenen aus. Wir bilden unseren Gesundheitszustand auch durch Wörter und Gedanken!

Auf den feinstofflichen Ebenen des Astral- und Mentalkörpers wirken vor allem z. B. die Bach-Blütenessenzen oder Homöopathika.

Die restlichen Ebenen, mit denen verschiedene Systeme arbeiten (z. B. der **karmische Körper**), sind mehr esoterisch und es ist nicht so einfach, sie in einem kurzen Zeitabschnitt wie jenem des menschlichen Lebens zu verändern – und das gilt in beide Richtungen (Erkrankung und Heilprozess). Diese Körper sind sehr träge: Sie sind die Substanz unserer Seele und überschreiten die Materialität und Zeit unserer jetzigen Inkarnation. Mit dem karmischen Körper, bzw. seelischen Ursachen von Erkrankungen, und mit dem Schicksal werden wir uns am Ende dieses Buchs beschäftigen. Denn tatsächliche Heilung findet immer auf dieser tiefsten Ebene statt.

Erinnern Sie sich immer dann an diese Einteilung (siehe Bild 1), wenn Sie mit Ihrem Fuß-, Hand- oder Schultergelenk gegen den Türrahmen stoßen. Es heißt, dass Ihre körperlichen Ebenen gerade nicht in Harmonie und bei sich sind, sie sind etwas verschoben und aus dem Gleichgewicht gebracht.

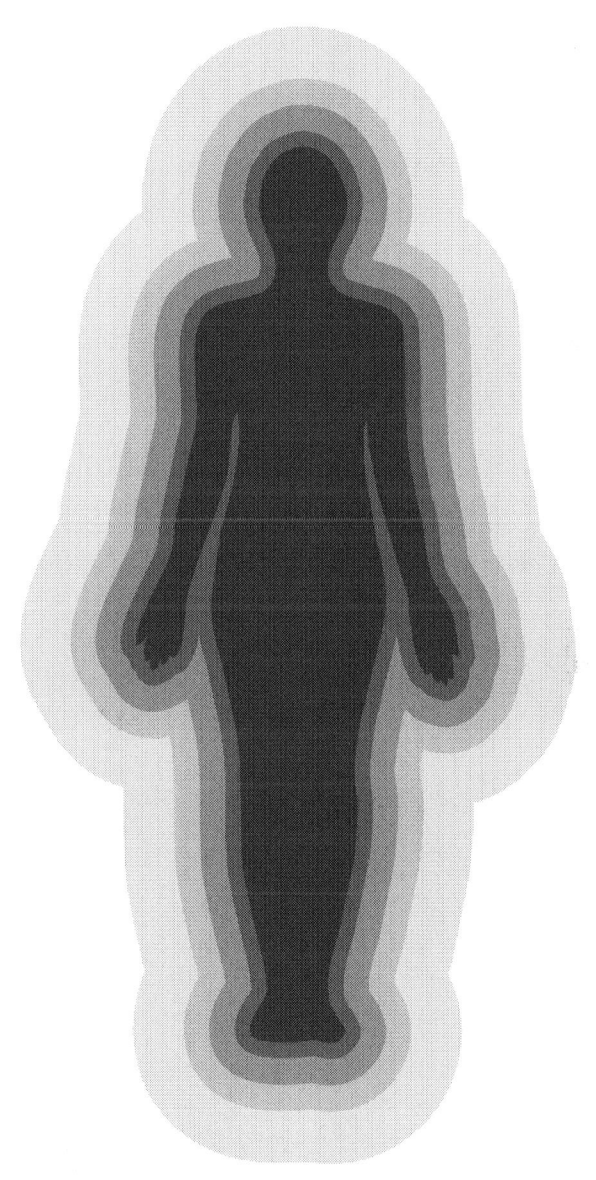

Bild 1: Anatomie der Aura.

Das System der Ebenen des menschlichen Körpers musste ich kurz erklären, weil jede chronische Erkrankung des physischen Körpers immer nur eine Auswirkung des Versagens oder der Störung einer der Ebenen der Aura ist. Der physische Körper erkrankt nicht plötzlich und zufällig – besonders bei chronischen Krankheiten. In der Regel ist immer bereits lange davor auch eine andere Ebene betroffen.

Liegt eine Krankheit nicht primär auf der physischen Ebene (was bei chronischen Erkrankungen in der Regel der Fall ist), muss man auf die ätherische Ebene wechseln und dort die Ursache suchen und behandeln. Wenn die Erkrankung nicht auf der ätherischen Ebene liegt, ist es notwendig, sie auf der nächsttieferen Ebene zu suchen und gegebenenfalls zu behandeln. Und so weiter. So sollte man bei jeder Erkrankung vorgehen. Umso tiefer die Wurzeln der Krankheit sind, desto seriöser und deshalb auch aufwendiger ist sie zu heilen, denn es reicht nicht, nur den physischen Körper zu behandeln, sondern man muss auf den weiteren Ebenen suchen.

Grundsätzlich gilt die Regel, dass man jede Krankheit auf allen betroffenen Ebenen behandeln muss, und zwar in der umgekehrten Reihenfolge jener, in der die Erkrankung entstanden ist.

Oben habe ich zu jedem Körper ein paar Beispiele von Behandlungsmöglichkeiten aufgelistet, die auf der jeweiligen Ebene gut wirken. Die Zuordnung ist als sehr flexibel zu verstehen, da alle körperlichen Ebenen verbunden sind, und sich deswegen jede Behandlung im Endeffekt auf alle Ebene auswirken kann. Allerdings weiß ich aus Erfahrung, dass ein eventueller Misserfolg einer Behandlung (z. B. Homöopathie) nicht heißt, dass die Behandlung nicht funktioniert, sondern dass die gewählte Therapie wahrscheinlich auf eine falsche Ebene abzielt.

4.2. NEURODERMITIS AUS NATURHEILKUNDLICHER SICHT

Bei der Neurodermitis zielt die Naturheilkunde hauptsächlich darauf ab, die Ausscheidung der Giftstoffe zu fördern. Wie wir später noch sehen werden, ist auch die Mitbehandlung des Magen-Darm-Trakts sowie die Entgiftung der Leber notwendig. Auf der physischen Ebene können geeignete Makronährstoffe (Vital- und Mineralstoffe, Ernährung), sowie Mikronährstoffe (Schüssler-Salze) aufgenommen werden.

Auf der mentalen und emotionalen Ebene ist es notwendig, die persönlichen Beziehungen zu analysieren und zu überdenken, da die Neurodermitis unsere Einstellung zum sozialen Umfeld widerspiegelt.

4.3. ERKRANKUNG ALS WEG ZUR GESUNDUNG

Meistens wird eine Erkrankung als etwas Schlechtes verstanden. Sie ist uneingeladen gekommen, erschwert das Alltagsleben und man fühlt sich, als ob man seinen eigenen Körper nicht unter Kontrolle hätte. Versuchen Sie es einmal mit einer etwas anderen Sichtweise. Eine Krankheit ist dafür da, um Ihnen etwas beizubringen. Um Ihnen zu zeigen, dass Sie in Ihrem Leben etwas nicht optimal tun. Eine Krankheit kommt nie grundlos, sie verkündet die Botschaft, dass Ihr Körper eine andere Behandlung braucht.

Es reicht nicht, die Neurodermitis jetzt heilen zu wollen. Wie bei jeder chronischen Erkrankung, braucht man einen *langfristigen* Entschluss und Mut, das Leben langfristig und definitiv zu verändern. Denn das Ekzem ist genau deswegen für Sie da, damit Sie die beste Lebensweise für sich suchen, finden und verfolgen, sodass Ihre Seele erforderliche Bedingungen für ihr Wachstum hat. Das Ekzem ist ein Zeichen, eine Kontrollleuchte, die Ihnen sagt, ob Sie mit Ihrem Körper gut umgehen oder nicht. **Das Ekzem ist nicht Ihr Feind.**

5. HEILPLAN

Wie schon besprochen, ist die Prädisposition für Neurodermitis laut dem jetzigen Stand der Forschung bereits genetisch angeboren. Begegnet der Betroffene während seines Lebens den weiteren, sekundären Reizen, so können diese die Neurodermitis auslösen. Gegebenenfalls kann auch eine Impfung durch eine ungewollte Störung des Immunsystems eine Rolle des primären oder sekundären Auslösers spielen. Neurodermitis ist einfach ein Ergebnis von vielen mitwirkenden Faktoren, deren Folgen sich mit der Zeit ansammeln, und zwar nicht nur während unseres jetzigen Lebens, sondern in Form von Genen auch in den Leben unserer Vorfahren.

Grundsätzlich gibt es theoretisch zwei Wege, wie man mit Neurodermitis therapeutisch auf der physischen Ebene umgehen kann:

1. Behandlung der genetischen Information (bzw. ihrer Präsentation), d. h. der (auf der körperlichen Ebene) primären Ursache der gestörten Hautbarriere

2. Behandlung von Folgen der aufgrund der Genetik gestörten Barriere, d. h. Hemmung der Entzündung, Vermeidung der sekundären Auslöser

Alle schulmedizinischen und auch naturheilkundlichen Therapien setzen ausschließlich auf den zweiten Weg und zielen auf die Hemmung der Entzündung und Elimination des Pathogens ab. Eine wirkliche Therapie der körperlichen Symptome besteht aber in der Förderung der Expression des FLG-Gens, das für das wichtige Strukturprotein Filaggrin kodiert. Eine langfristig erfolgreiche Therapie muss noch tiefer gehen und die seelischen Zusammenhänge untersuchen.

Die einfachste Möglichkeit ist, die Neurodermitis für sich selbst als einen Impuls zu einem gesünderen Lebensstil zu nützen. Ziel ist eine individuelle, unter Vermeidung der sekundären Auslöser/Reize durchgeführte Prophylaxe. Zeitgleich erfolgt eine systematische, natürliche Förderung der Kodierung für Filaggrin.

Die Therapie besteht aus den folgenden Schritten:

Schritt 1: Ernährung

Im ersten Teil ist das Thema Ernährung zentral. Die schwersten Symptome werden, wenn schon nicht gänzlich beseitigt, so doch zumindest abgeschwächt; darüber hinaus wird der Körper auf die weitere Behandlung vorbereitet. Es werden Lebensmittel, die zur Gänze zu meiden sind, sowie Tipps für eine gesündere Ernährungsweise vorgestellt.

Schritt 2: Detox

Nachdem im ersten Schritt die Ernährung umgestellt und somit auch die Zufuhr belastender Stoffe unterbunden wurde, erfolgt die Reinigung des Körpers von angesammelten Schadstoffen. Ungeeignete Lebensmittel sollten weiterhin streng vermieden werden; hierbei wird eine intensive Entgiftungskur durchgeführt.

Schritt 3: Lebensstil

Die Anpassung des Lebensstils sowie die Reinigung der Umgebung sind besonders in der heutigen Zeit ein Thema von hoher Relevanz, denn noch nie in der Menschheitsgeschichte waren wir in unserem alltäglichen Leben von dermaßen vielen Giften und Schadstoffen umgeben. Um eine gesunde Umgebung zu schaffen, werden alle potenziellen Reize und Gifte, mit denen man (auf welche Art auch immer!) in Kontakt geraten könnte, sukzessive beseitigt.

Schritt 4: Gene

Da Neurodermitis genetisch bedingt ist, stellt die natürliche Förderung der genetischen Kodierung für das Filaggrin einen wichtigen Teil der Therapie dar. Ein erhöhter Filaggrin-Spiegel führt langfristig zur Verbesserung der natürlichen Barrierefunktion und des allgemeinen Zustands der Haut: Die Haut wird durch bessere Durchblutung und Feuchtigkeitsspeicherung fester und elastischer.

Schritt 5: Nahrungsergänzung

Es werden Nahrungsergänzungsmittel aufgelistet, deren Zufuhr die Gesundung bei Neurodermitis deutlich unterstützen kann. Dazu gehören Vitamine, Mineralien und auch verschiedene Pflanzenextrakte, die den Hautaufbau unterstützen und die Entzündung hemmen.

Schritt 6: Heilpflanzen

Es werden zahlreiche bewährte Heilpflanzen zur innerlichen sowie äußerlichen Anwendung vorgestellt, die die Haut nähren und pflegen und den Gesundheitszustand verbessern. Die wertvollen Inhaltsstoffe diverser Heilpflanzen unterstützen sowohl den Aufbau als auch den Allgemeinzustand der Haut und hemmen die Entzündung.

Schritt 7: Körperpflege

In diesem Schritt werden weitere unterstützende Methoden, Anwendungen und Maßnahmen vorgestellt, die den Schweregrad diverser Neurodermitis-Symptome mildern können. Dazu zählen Schüssler-Salze, Salben, Bäder, Verbände, Klima oder Wasserqualität.

Schritt 8: Psyche & Seele

Gegen Ende dieses Buches betrachten wir schließlich die seelischen und spirituellen Zusammenhänge der Neurodermitis. Zur Sprache gelangen hierbei feinste, oft unbewusst vorhandene mentale Einstellungen und Hindernisse. Sie werden herausgefordert, den metaphysischen Aspekt des Krankseins zu akzeptieren, um auch auf diese Weise den Weg zur Heilung beschreiten zu können.

Schritt 1: Ernährung

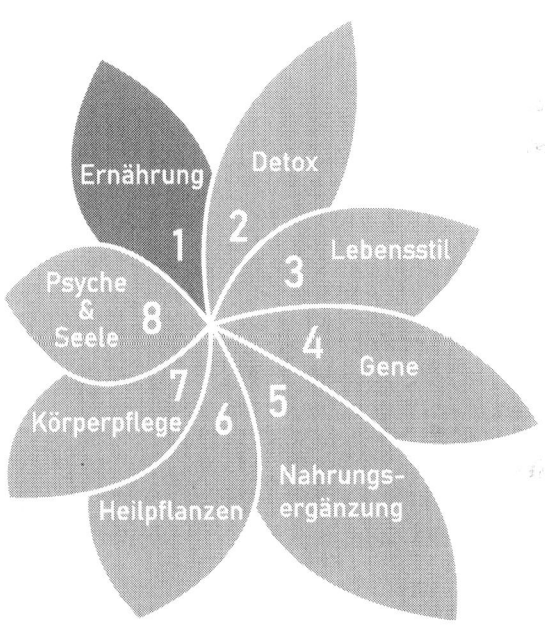

6. VERDAUUNGSORGANE

Um das Prinzip einer gesunden Ernährung und verschiedene Nahrungsempfehlungen besser zu verstehen, empfiehlt es sich, den Verdauungstrakt näher kennenlernen. Auf der gegenüberliegenden Seite finden Sie kurze Erklärungen der Funktionen jeder Organe, die an der Verdauung am meisten beteiligt sind.

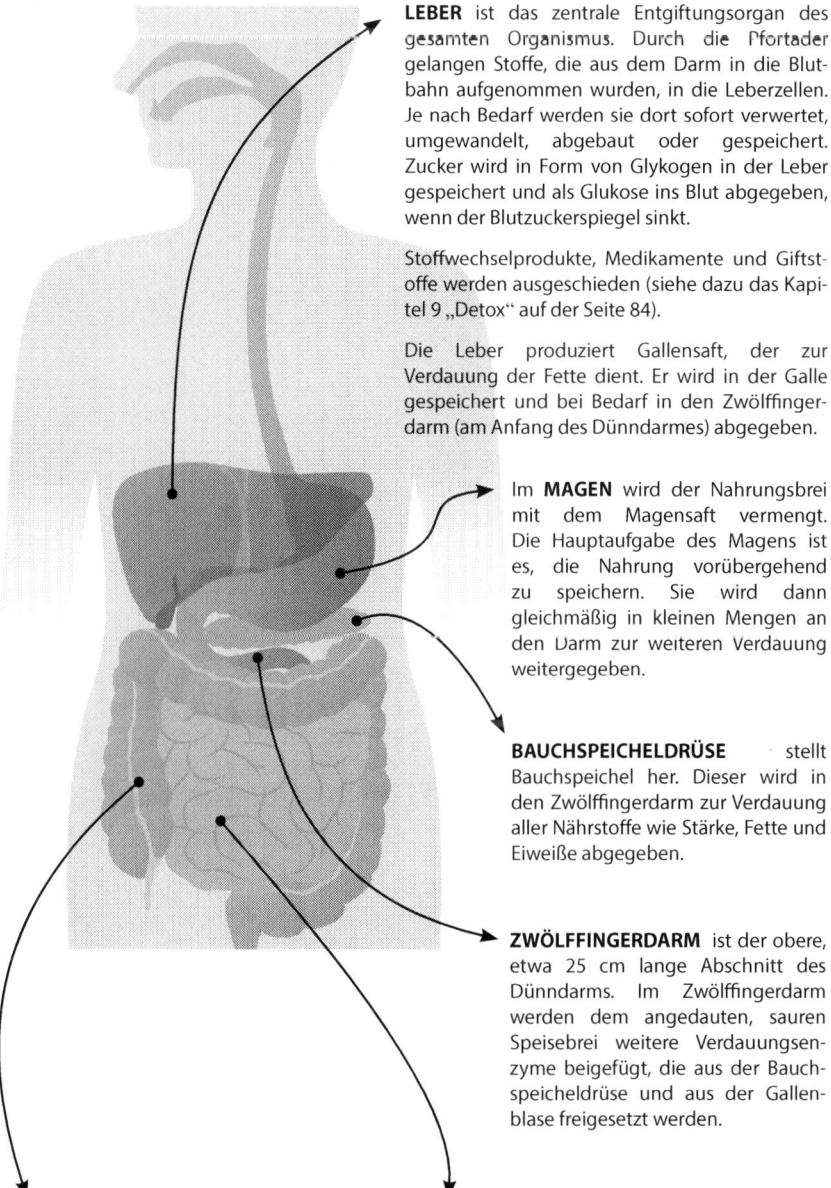

LEBER ist das zentrale Entgiftungsorgan des gesamten Organismus. Durch die Pfortader gelangen Stoffe, die aus dem Darm in die Blutbahn aufgenommen wurden, in die Leberzellen. Je nach Bedarf werden sie dort sofort verwertet, umgewandelt, abgebaut oder gespeichert. Zucker wird in Form von Glykogen in der Leber gespeichert und als Glukose ins Blut abgegeben, wenn der Blutzuckerspiegel sinkt.

Stoffwechselprodukte, Medikamente und Giftstoffe werden ausgeschieden (siehe dazu das Kapitel 9 „Detox" auf der Seite 84).

Die Leber produziert Gallensaft, der zur Verdauung der Fette dient. Er wird in der Galle gespeichert und bei Bedarf in den Zwölffingerdarm (am Anfang des Dünndarmes) abgegeben.

Im **MAGEN** wird der Nahrungsbrei mit dem Magensaft vermengt. Die Hauptaufgabe des Magens ist es, die Nahrung vorübergehend zu speichern. Sie wird dann gleichmäßig in kleinen Mengen an den Darm zur weiteren Verdauung weitergegeben.

BAUCHSPEICHELDRÜSE stellt Bauchspeichel her. Dieser wird in den Zwölffingerdarm zur Verdauung aller Nährstoffe wie Stärke, Fette und Eiweiße abgegeben.

ZWÖLFFINGERDARM ist der obere, etwa 25 cm lange Abschnitt des Dünndarms. Im Zwölffingerdarm werden dem angedauten, sauren Speisebrei weitere Verdauungsenzyme beigefügt, die aus der Bauchspeicheldrüse und aus der Gallenblase freigesetzt werden.

DICKDARM ist ein Teil des Darms, der an den Dünndarm anschließt. Seine Funktion liegt im Transport und in der Speicherung des Stuhls. Im Dickdarm wird dem Nahrungsbrei Wasser entzogen. Er wird eingedickt.

DÜNNDARM ist mit einer Länge von drei bis fünf Metern der längste Teil des Verdauungstrakts. Er dient der Aufnahme von Nährstoffen aus der Nahrung und der Wasserresorption. Dazu ist er mit zahlreichen Erhebungen und Einsenkungen ausgekleidet, so dass die Oberfläche stark vergrößert wird.

7. FEHLERNÄHRUNG

Ernährung muss das essenzielle Thema sein, denn das Verdauungssystem gehört zu jenen Faktoren, die unseren Gesundheitszustand am allermeisten beeinflussen. Sie macht ca. 75 % einer erfolgreichen Neurodermitis-Therapie aus. Alles, was wir essen, dient unserem Körper im wahrsten Sinne des Wortes als Baustein. Die Materie, aus der unser Körper gebaut ist, besteht aus unserer verarbeiteten Ernährung. Deswegen ist es absolut unumgänglich, die Ernährungsgewohnheiten zu überdenken und ihre Zusammensetzung deutlich zu verändern. Es ist sinnlos, teure Salben zu kaufen, wenn die Ernährung ungesund und ungeeignet bleibt.

Da jeder von uns einen ganz individuellen Stoffwechsel und einen völlig anderen Körper hat, erleiden am Ende aller Ernährungstheorien, die einen universalen, besten Weg für alle suchen, ein Misserfolg. Es gibt bei der Ernährung kein ideales Verhältnis zwischen Protein, Fett und Kohlenhydraten, das universell für jeden gelten würde.

Es gibt jedoch Lebensmittel und Stoffe, die pauschal für jeden unnötig oder sogar schädlich sind. Zu diesen gehört fettiges Essen, industriell stark verarbeitetes Essen, manche Zusatz- und Konservierungsstoffe, Gluten, Zucker und höchstwahrscheinlich auch Kuhmilch.

Viele solcher allgemein ungesunden Lebensmittel werden sich bei einem gesunden Mensch nicht gleich negativ auswirken, aber bei den meisten Neurodermitis-Patienten werden sie Probleme sofort verschlimmern, weil der Organismus empfindlicher ist. Es ist nicht so, dass ungesunde Nahrung (Wurstwaren, Weißmehl, Alkohol, fettiges Essen, stark verarbeitetes Essen...) sich an jemandem gar nicht auswirken muss. In der einen oder anderen Weise schadet solche Nahrung auch denjenigen, die auf den ersten Blick ziemlich resistent sind. In der Regel versucht jeder gesunde Körper alle Belastungen zu kompensieren und die negativen Folgen zu beseitigen. Ein gesunder Körper schafft es also, jahrelang eine falsche Ernährungsweise und deren negative Auswirkungen zu kompensieren; dazu wird aber viel Energie benötigt. Irgendwann ist diese Kapazität erschöpft und der gesunde Mensch, dem das schlechte Essen jahrelang nichts getan hat, erkrankt. Typischerweise an einer Erkrankung, zu der er eine genetische Veranlagung trägt. Die schlechten Gene werden so durch die Nahrung aktiviert. Gegebenenfalls muss der Mensch nicht in seinem jetzigen Leben erkranken, aber sein Lebensstil führt zu Änderungen im Genom, die er seinen Nachkommen weitergibt.

Bei einer bestehenden Erkrankung – wie bei Neurodermitis – ist der Körper nicht fähig, die Belastungen effektiv zu kompensieren, und deshalb wirkt sich eine ungeeignete Ernährungsweise sofort aus.

Das Ekzem können wir also auch als Zeichen verstehen, das uns vor Stoffen warnt, die unserem Körper schaden. Dank dem Ekzem ist man dazu verleitet, sich gesund zu ernähren und somit viele spätere Gesundheitsprobleme zu vermeiden. Beobachten Sie also die Reaktionen Ihres Körpers nach dem Verzehr von verschiedenen Lebensmitteln. Hören Sie auf ihn.

7.1. ZUCKER: DIE WEISSE DROGE

Um es sogleich vorweg unmissverständlich darzulegen: Rein physiologisch betrachtet ist es nicht unbedingt nötig, Zucker zu sich zu nehmen. Stoffe, die der Körper selbst nicht bilden kann und die in der Nahrung aufgenommen werden müssen, werden als essenziell bezeichnet. Essenziell sind allerdings nur manche Aminosäuren (diese werden aus Eiweiß gewonnen) und manche Fettsäuren (welche aus Fetten gebildet werden). Zucker, oder besser gesagt Glukose, kann unser Körper im Rahmen des physiologischen Vorgangs der Gluconeogenese hingegen selbst bilden.

Zucker, der auf natürliche Weise in Verbindung mit anderen Nährstoffen in Gemüse oder Obst vorkommt, ist in vernünftigen Mengen relativ gesund, obwohl bei Neurodermitis auch dieser Quelle von Zucker ein gewisses Maß an Aufmerksamkeit zu widmen ist. Was dagegen kein Mensch braucht, ist konzentrierter Zucker in industriell stark verarbeiteten Süßigkeiten, Gebäck aus Weißmehl und vielen anderen Lebensmittelindustrieprodukten.

Raffinierter Zucker ist ein Suchtmittel, dessen Konsum zu einer stets zunehmenden Abhängigkeit führt. Wegen seiner Wirkung als Droge ist Zucker ein wichtiges Marketingelement der Lebensmittelindustrie geworden: Die Konsumenten brauchen das Produkt immer wieder und so werden sie treue Kunden. Es geht – wie auch in der Pharmaindustrie – wieder nur um das Geld. Wir finden den Zucker also auch in Lebensmitteln, wo wir ihn gar nicht erwarten würden: z. B. im Ketchup, Soßen, Wurstwaren oder „gesunden" Cerealien (!). Er verbessert den Geschmack und dient auch als Konservierungsstoff.

Er ist dabei (in der stark verarbeiteten Form) absolut unnötig für den menschlichen Körper und ein übermäßiger Konsum steht in direktem Zusammenhang mit der Entwicklung von verschiedenen Erkrankungen, z. B. Diabetes mellitus.

Zucker fördert auch Entzündungsprozesse im Körper, was gerade bei Neurodermitis problematisch ist. Zucker hat deswegen einen negativen Einfluss auf die Entwicklung der Neurodermitis-Symptome. Das gilt aber nicht nur für raffinierten Zucker, sondern auch für natürlichen **Zucker im Obst, Honig, Agavensirup, Ahornsirup und andere natürliche Süßungsmittel**, die viel zu häufig als „gesund" beworben werden. Deswegen sind auch Obstsäfte ein ungeeignetes Nahrungsmittel – und das nicht nur bei Neurodermitis. Sie sind so hochkonzentriert, dass Sie mit einem Glas auf einmal gleich eine ganze Schale Obst austrinken, die Sie normalerweise nie aufzuessen schaffen würden! Eine solche Menge hat einen großen Zuckergehalt, aber sie ist auch für den Körper höchst unnatürlich. Mit einem Glas Saft trinkt man viele konzentrierte Vitalstoffe, ohne dass auch die natürlich dazugehörigen Ballaststoffe gleichzeitig aufgenommen werden. Bei den Smoothies ist es ein bisschen besser, doch es entsteht ein anderes Problem: Die Nahrung wird nicht im Mund gekaut und daher werden die Polysaccharide nicht mit Speichelenzymen für die Verdauung im Magen vorbereitet.

Die beste Zuckerquelle ist Obst in seiner natürlichen Form, wo die Verhältnisse zwischen Zucker, Vitalstoffen und Ballaststoffen von der Natur ideal für den menschlichen Körper zugeschnitten sind. **Bei Neurodermitis sollten Sie es aber auch mit dem Obst nicht übertreiben. Obst mit einem hohen Zuckergehalt sollte nicht in großen Mengen gegessen werden.**

> **TIPP:** Dattel sind wegen ihres hohen Zuckergehalts ein hervorragendes (und zugleich rein natürliches!) Süßungsmittel für hausgemachte Süßigkeiten. Wenn Sie die Dattel kurz einweichen und dann mit dem Pürierstab mixen, können sie einem Brei oder vielen gesunden, selbst zubereiteten Desserts hinzugefügt werden. Neben dem Zucker enthalten sie auch viele Ballast- und Mineralstoffe.

Hoher Zuckergehalt	Mittlerer Zuckergehalt	Niedriger Zuckergehalt
• Kirschen	• Marillen	• Papaya
• Mangos	• Äpfel	• Tomaten
• Dattel	• Orangen	• Blaubeeren
• Feigen	• Birnen	• Erdbeeren
• Weintrauben	• Kiwis	• Brombeeren
• Bananen	• Zwetschken	• Himbeeren
	• Ananas	• Preiselbeeren
		• Rhabarber
		• Grapefruit

Polysaccharide werden am besten in natürlicher Form konsumiert: Hirse, Haferflocken, Wildreis... Produkte aus Weißmehl haben keinen wirklichen Nährwert – sie sind in dieser Hinsicht mit Zucker vergleichbar. Außerdem enthalten Produkte aus Weißmehl die höchsten Mengen an Gluten, worauf ich im nächsten Kapitel eingehen werde. Diese Kombination macht sie – nicht nur bei Neurodermitis – zu einem absolut unnötigen Antinährstoff.

Besonders aufpassen muss man bei „gesunden" Cerealien. Ihr Zuckergehalt entspricht in der Regel jenem eines Schokokuchens; daher sind sie in Wahrheit gar nicht so gesund, wie es in der Werbung gerne suggeriert wird. Oft werden sie zum Frühstück in Verbindung mit Milch konsumiert, was dazu führt, dass dem Körper gleich am Anfang des Tages drei generell unnötige Stoffe zugeführt werden: Zucker, Gluten und Laktose. Alle drei genannten Stoffe gelten bei Neurodermitis als übliche Reizstoffe.

Grundsätzlich sollte darauf geachtet werden, dass der Zuckerkonsum gesenkt wird. Die folgenden Lebensmittel sollten Sie **vermeiden:**

> Schokoriegel, Schokoladen, Gummibärchen und andere Bonbons, Kuchen, Kekse, süße Cerealien, süßes Gebäck, gesüßte Limonaden, Obstsäfte, Eis.

7.2. GLUTEN

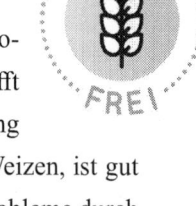

Weizen gehört zu den fünf Lebensmitteln, die am häufigsten Neurodermitis auslösen oder verschlimmern.[34] Neurodermitis betrifft Zöliakiekranke dreimal öfter als Gesunde.[35] Der Zusammenhang zwischen Neurodermitis und den Reaktionen auf Gluten, bzw. Weizen, ist gut bekannt – und immer mehr Menschen klagen über Verdauungsprobleme durch Bestandteile getreidehaltiger Nahrungsmittel. Ebenso steigt die Anzahl der an Neurodermitis Erkrankten.

Deswegen ist glutenfreies Essen in den letzten Jahren sehr populär geworden, was sich auch in den wachsenden Sortimenten glutenfreier Produkte großer

Lebensmittelketten widerspiegelt. Es wirkt vielleicht so, dass es fast eine Art Modeerscheinung ist. Nicht jedem ist aber bewusst, was Gluten eigentlich ist und wieso es für den menschlichen Körper so schlecht sein soll. Bestimmt fragen Sie sich jetzt auch schon: „Und wieso haben unsere Vorfahren den Weizen dann Jahrzehnte lang ohne Probleme gegessen?". Das Gluten war doch schon immer im Getreide...

Nicht ganz!

Was ist Gluten?

Gluten ist ein Sammelbegriff für eine Gruppe von unverdaulichen Glyko-proteinen, die im Getreide vorkommen. Gluten ist in der Bäckerei für die Eigenschaften des Teiges verantwortlich. Es sorgt für die Wasserabsorptions-kapazität, Kohäsion, Zähflüssigkeit und Elastizität des Teiges.[36] Außerdem ist das Gluten dafür verantwortlich, dass der Teig aufgehen kann und dass das fertige Brot seine Form behält.

Je nach Getreidesorte enthält Gluten unterschiedliche Proteinfraktionen, die eine Darmmukosa schädigende Eigenschaft haben:[37]

- Gliadin im Weizen

- Secalin im Roggen

- Hordein in der Gerste

Zusammengefasst werden sie als Prolamine bezeichnet. **Prolamine bilden zusammen mit Glutelinen das Gluten.** Es ist wichtig zu verstehen, dass sich die Zusammensetzung von Gluten sehr unterscheiden kann. Bei verschiedenen Getreidesorten und Zuchtsorten wird also nicht nur der Glutengehalt in Proz-enten angegeben, sondern auch die Stärke des Glutens (Glutenindex, GI), die von der Zusammensetzung und dem Verhältnis der Prolaminen und Glutelinen abhängig ist.

Gliadin wird als der für den menschlichen Körper am potenziell schädlichste Stoff betrachtet. Gliadin ist ein Teil des Weizenglutens.

Weizen vor 100 Jahren und heute

Durch die endlose Züchtung und genetische Modifizierung hat sich in den letzten 100 Jahren der Stoffgehalt vieler Nutzpflanzen deutlich geändert. In den letzten Jahrzehnten konzentrierte man sich darauf, die Ernteerträge zu steigern und den Glutengehalt, bzw. die Glutenstärke zu maximieren, um den ganzen Prozess für die Lebensmittelindustrie effektiver und günstiger zu machen und die Qualität des Gebäcks zu verbessern. Das hat man auch tatsächlich geschafft.

Mehrere wissenschaftliche Studien haben sich schon mit dem Thema beschäftigt, aber die Verbindung zwischen der Züchtung und der Epidemie von Zöliakie und Glutenunverträglichkeit konnte (noch) nicht festgestellt werden.

Eine sehr aktuelle Studie aus Italien aus dem Jahre 2017, die die Unterschiede zwischen 7 älteren (1900–1949) und 8 modernen (1985–2005) Weizenzuchtsorten untersucht hat, konnte allerdings einige interessante Tatsachen feststellen:[38]

- Die Züchtung im 20. Jahrhundert hat zu einer höheren Ernte geführt.

- Die modernen Sorten haben ein niedrigeres Verhältnis von Gliadinen und Gluteninen als die älteren Sorten. *(Anm.: Als Gliadine werden die im Weizen enthaltenen Prolamine bezeichnet. Als Glutenine werden die im Weizen enthaltenen Gluteline bezeichnet.)*

- Die modernen Sorten haben einen höheren Glutenindex (GI), der mit dem höheren Gehalt an Gluteninen korreliert. Das spiegelt sich in einer besseren Elastizität wieder.

- In den modernen Sorten kommt es zu einer niedrigeren Manifestation des ω-Typ-Gliadins, welches ein wichtiges Allergen ist. Das könnte eine niedrigere Allergenizität der modernen Sorten andeuten.

Der letzte Punkt ist zwar ziemlich interessant, widerspricht aber der allgemeinen Erfahrung mit Zöliakie, Allergien und Glutensensitivität, die erst im 20. Jahrhundert zu einer Epidemie geworden sind.

Es ist wichtig zu wissen, dass die Zusammensetzung des Glutens in den letzten 100 Jahren vom Mensch deutlich verändert wurde, und dass **wir nicht denselben Weizen essen, den unsere Vorfahren aßen.**

Wie die oben erwähnte Studie zeigt, werden die genauen Konsequenzen der Züchtung für den Glutengehalt immer noch erforscht und eine negative Auswirkung (auch bei gesunden Menschen) kann nicht ausgeschlossen werden. Jedem mit gesundem Menschenverstand muss es doch zumindest bedenklich erscheinen, dass es nach einer Zeit der systematischen Züchtung zur Verbreitung von den mit Gluten verbundenen Problemen kommt.

Glutenabhängige Erkrankungen

Im Jahr 2012 wurde in London eine neue Klassifikation aller glutenabhängigen Erkrankungen eingeführt:[39]

1. Autoimmun bedingte Erkrankungen (z. B. Zöliakie, Dermatitis herpetiformis)

2. Allergisch bedingte Erkrankungen (Nahrungsmittelallergie, Kontaktallergie)

3. Nicht autoimmun, nicht allergisch bedingte Erkrankungen (Nicht-Zöliakie-Glutensensitivität)

Es gibt also verschiedene Möglichkeiten, wie der Weizen im Körper schädlich wirken kann – und zwar auch bei Menschen ohne Zöliakie.

Bei den Zöliakern treten neben den für jede Nahrungsmittel-Unverträglichkeit typischen Verdauungsbeschwerden wie Bauchschmerzen, Blähungen, Durchfällen und/oder Verstopfung auch autoimmune (selbstzerstörerische) Reaktionen auf. Die Autoimmunerkrankung kann eine Liste an Folgeerkrankungen nach sich ziehen, da bei der Reaktion auch körpereigene Zellen angegriffen werden.

Bei Atopikern ist eine Weizenallergie ziemlich üblich. Der Körper reagiert auf Gliadin, indem er Antikörper bildet, jedoch werden dabei keine körpereigenen

Zellen angegriffen. Typischerweise kommt es innerhalb von 2 Stunden zur Reaktion.

Dagegen reagiert der Körper bei der Nicht-Zöliakie-Glutensensitivität (NZGS) erst innerhalb von Stunden bis Tagen und die Diagnose stützt sich nur auf die Beschwerde des Patienten (nachdem die Zöliakie und Allergie ausgeschlossen sind).[40] Es gibt keine zuverlässigen Laborwerte, die die NZGS nachweisen könnten. Deswegen gibt es auch viele selbst diagnostizierte Menschen, die einfach beschlossen haben, dass Gluten nicht gut für sie ist.

Obwohl es für die NZGS keine Laboruntersuchung gibt, hat eine Forschungsarbeit gezeigt, dass die Hälfte der Patienten mit NZGS dieselben Gene hat (die für die DQ2- oder DQ8-Molekülen kodieren), die typischerweise für Zöliakie verantwortlich sind.[41]

Zu den typischen Symptomen der NZGS gehören abdominale Schmerzen, Muskelkrämpfe, chronische Diarrhö, Kopfschmerzen, chronische Abgeschlagenheit, Anämie oder Depressionen. Die obengenannte Studie hat ebenfalls nachgewiesen, dass sich **glutenabhängige Erkrankungen nicht nur im Verdauungstrakt, sondern in der Regel auch durch dermatologische, endokrinologische, gynäkologische und neurologische Symptome manifestieren.**

Wie Ihnen Weizen bei Neurodermitis schaden kann

Beim Kontakt von Gluten (konkret Gliadin) mit Darmzellen kommt es zur Freisetzung von Zonulin. Zonulin ist ein Eiweiß, das die Verbindungen zwischen unseren Darmzellen reguliert. Wenn Zonulin im Rahmen einer Reaktion auf Gliadin freigesetzt wird, vergrößern sich die Abstände zwischen den Darmzellen und es kommt zu einer erhöhten Durchlässigkeit (Bild 2).[42] Diese Zerstörung der Darmbarriere führt zu einem verstärkten Einströmen von unverdauten Nahrungsbestandteilen, Bakterienbruchstücken und anderen Eiweißbausteinen in den Blutkreislauf. Hier werden Entzündungsreaktionen und Allergien ausgelöst.

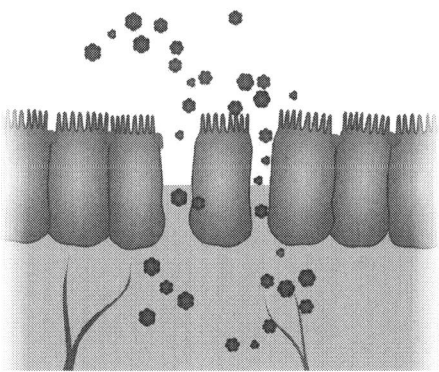

Bild 2:   Dünndarmzellen. Normalerweise gibt es zwischen den Zellen eine feste Verbindung. Wenn sie aber durch den Zonulin zerstört ist, entstehen zwischen den Zellen Lücken und die Schadstoffe und unverdaute Nahrung kann in die Blutbahn gelangen.

Gluten ist aber nicht das einzige Problem, das Weizen mit sich bringt. Man kann – unabhängig von der Verträglichkeit des Glutens – auch auf andere Bestandteile des Weizens sensibel reagieren, die ebenso entzündliche Prozesse und Immunreaktionen auslösen und zur erhöhten Darmdurchlässigkeit führen. Es geht also um eine Reaktionskette aller Bestandteile des Weizens.

Wenn die Schadstoffe ihren Weg vom Darm durch die beschädigte Darmwand in den Körper finden, reagiert der Körper mit einer Immunreaktion. Das wäre prinzipiell in Ordnung. Das Problem ist allerdings, dass viele dieser Stoffe dem körpereigenen Gewebe ähneln – und die gebildeten Antikörper dann nicht nur die Schadstoffe, sondern auch das körpereigene Gewebe angreifen können.

Obwohl die genaue Dynamik der Reaktion auf die Bestandteile des Weizens und anderer Getreide noch nicht völlig geklärt ist, ist schon klar, dass Weizen auch bei nicht-Zöliakern ernsthafte Probleme verursachen kann, die auf den ersten Blick gar nichts mit dem Darm zu tun haben müssen. Es ist also empfehlenswert, bei Neurodermitis auf Gluten zu verzichten. Das betrifft hauptsächlich den Weizen, aber auch die anderen Getreidesorten. Zwar wurden die anderen Getreidesorten ebenso gezüchtet, aber das Problem ist bei Weizen definitiv am größten.

Getreide mit hohem Glutengehalt sind:

- Dinkel

- Weizen

- Kamut

- Emmer

- Einkorn

- Hartweizen

Einen niedrigeren Anteil an Gluten haben:

- Roggen

- Hafer

- Gerste

Auch andere Produkte, von denen man es zunächst nicht vermuten würde, können zur Glutenbelastung beitragen: Nudeln, Sojasauce, Bier, Whiskey, Hefeextrakt, Maltodextrin, Würste, Hamburger, Ketchup, bestimmte Medikamente, Zahnpasta und Lippenstifte.

Die meisten Müsli-Mischungen enthalten in der Regel ebenfalls glutenhaltige Getreidesorten! Zusammen mit viel Zucker und Milch wird ein Müsli-Frühstück zu einem Giftcocktail...

Getreidearten wie Teff, Hirse, Mais und Reis sowie Pseudogetreide wie **Quinoa, Amarant und Buchweizen sind glutenfrei.**

7.3. KUHMILCH UND MILCHPRODUKTE

Allergie auf Milch vs. Laktoseintoleranz

Kuhmilch ist bei kleinen Kindern das häufigste Allergen. Wir unterscheiden grundsätzlich zwei Typen der negativen Reaktionen auf Milch. Bei einer Allergie auf Milch handelt es sich um eine Immunreaktion. Es werden spezifische Antikörper gegen bestimmte, in der Milch enthaltene Proteine gebildet. Auch bei kleinen Mengen reagiert der Körper mit allergischen Symptomen.

Andere Probleme kann der Milchzucker Laktose bereiten. Bei einer Laktoseintoleranz handelt es sich um einen Mangel des Enzyms Laktase, der Milchzucker (Laktose) spaltet. Dieser Mangel kann unterschiedlich ausgeprägt sein. Bei einer Laktoseintoleranz können oft auch kleinere Mengen des Stoffes ohne Probleme vertragen werden. Dies ist auch bei vielen Menschen mit Neurodermitis der Fall.

Sobald aber zu hohe Mengen an Milchzucker verzehrt werden und nicht genug Laktase-Enzym zur Verfügung steht, dient die unverdaute Laktose im Darm als Nahrung für Darmbakterien, die sie anfangen zu gären. So entstehen viele schädliche Stoffe, die die Darmwand reizen und in der Folge Krämpfe und Bauchschmerzen verursachen.

Die ungespaltene Laktose ist im Darm überflüssig, weswegen der Darm versucht, seinen Inhalt mit Wasser zu verdünnen. Das Volumen des Darminhalts vergrößert sich, was zu einer beschleunigten Peristaltik und Diarrhö führt.

Laktoseintoleranz: Ein natürliches Phänomen

Der Mangel an Laktase ist aber eigentlich natürlich; tatsächlich ist es die Laktose*toleranz*, die das Ergebnis einer langen Anpassung des menschlichen Körpers ist. Im Laufe der natürlichen Entwöhnung von der Muttermilch sinkt nämlich die Aktivität der Laktase auf etwa 5–10 % der Aktivität bei Geburt.[43] Das ist bei Menschen und allen anderen Säugetieren ein ganz natürlicher Prozess, denn die Milch ist doch für kleine Babys und Jungtiere gedacht, nicht für Erwachsene. Milch hat nämlich einen sehr hohen Nährwert und unterstützt bei kleinen Säugetieren und Säuglingen ein schnelles Wachstum. Dieser hohe Nährwert war in schlechten Zeiten auch bei Erwachsenen wünschenswert, und so ist aus der (Kuh-)Milch ein alltägliches Lebensmittel geworden. Bei Völkern, die seit langer Zeit Milchwirtschaft betreiben, hat sich eine Mutation durchgesetzt, die dazu führt, dass auch noch im Erwachsenenalter genügend Laktase produziert wird (Laktasepersistenz).[44]

Es ist auch möglich, spezielle Laktasetabletten zu kaufen, die die fehlende Laktase ergänzen. Das ist aber wieder nichts anderes als eine Missachtung der Botschaft des Körpers und neuerlich ein Schritt gegen die Natur: Wieso den Körper zu etwas zwingen, was er nicht möchte und auch nicht braucht?!

Milch und das Calcium-Märchen

Immer noch wird häufig behauptet, dass Milch eine wichtige Quelle vom Calcium ist, dass ihr Konsum deswegen für den Knochenaufbau gut ist und Osteoporose vorbeugt. Milch enthält tatsächlich relativ viel Calcium, Vitamin D, B_{12} und Proteine. Jedoch konsumieren 75 % der Weltpopulation gar keine Milch, da sehr viele Menschen Milch bzw. ihre Bestandteile schlichtweg nicht gut verdauen können – und trotzdem zeigen sich bei ihnen keine Gesundheitsprobleme. In Bezug auf den Milchkonsum weist Nordamerika einen der weltweit höchsten Pro-Kopf-Verbrauchswerte auf – gleichzeitig allerdings auch das häufigste Vorkommen von Patienten mit Osteoporose.

Viel wichtiger als die aufgenommene Menge an Calcium ist die Fähigkeit des Körpers, das nunmehr im Körper zur Verfügung stehende Calcium auch zu verarbeiten.[45] Dies wiederum hängt von etlichen Faktoren ab. Neben Lebensstil und Ernährung spielt hierbei die Aufnahme von Vitamin K$_2$ eine wesentliche Rolle. Vitamin K$_2$ befindet sich reichlich z. B. in Sauerkraut, fermentiertem Gemüse oder in Eiern und Butter (selbstverständlich aus biologischer Produktion, nicht aus konventionellem Anbau).

Steht nicht genug Vitamin K$_2$ zur Verfügung, vereitelt dies den Transport des an sich vorhandenen Calciums zu jenen Stellen im Körper, die auf die Einlagerung von Calcium angewiesen sind (v. a. Knochengewebe). In Folge wird es in Gefäßen und Geweben gespeichert bzw. abgelagert, was das Risiko von Herz-Kreislauf-Erkrankungen beträchtlich erhöht. Paradoxerweise fehlt dieses Calcium zeitgleich in den Knochen, was, langfristig betrachtet, die Ausgestaltung von Osteoporose nach sich ziehen kann.

An dieser Stelle sei erwähnt, dass viele pflanzliche Quellen einen deutlich höheren Calciumgehalt als Milch aufweisen. Zum Vergleich: Während 100 ml Milch 117 mg Calcium enthalten, sind es bei 100 g Hanfsamen schon 168 mg und bei 100 g Mohn sogar 1300 mg Calcium!

Pasteurisation

Pasteurisation, im Deutschen auch als Pasteurisierung bekannt, wurde ursprünglich als Maßnahme gegen die Ausbreitung von Infektionskrankheiten eingeführt; diese Aufgabe erfüllt sie nach wie vor bestens. Jedoch werden im Rahmen der Pasteurisation neben potenziellen Krankheitserregern auch nützliche probiotische Stoffe abgetötet. Darüber hinaus verändert Pasteurisation die Milchfette in eine unnatürliche Form und zerstört etliche Enzyme, die bei der Verdauung von Laktose eigentlich gute Dienste leisten. Pasteurisierte Milch ist somit vieler wertvoller Nährstoffe beraubt – rein nährstofftechnisch betrachtet ist sie regelrecht „tot". Ohne Pasteurisation sieht sich die Milchindustrie allerdings nicht der Lage, die Keimfreiheit ihrer Produkte sicherzustellen. Nicht pasteurisierte Milch findet man deswegen normalerweise nur bei kleineren Bio-Bauern: Sie können den Tieren bessere Lebensbedingungen bieten, was wiederum einen besseren gesundheitlichen Zustand der Tiere nach sich zieht.

Einzig bei unbehandelter Milch in ihrer natürlichen Form, die von gesunden Tieren aus kleiner Haltung abstammt, lässt sich, nicht zuletzt hinsichtlich des Nährstoffgehalts, gegebenenfalls von einem „nützlichen" Lebensmittel sprechen.

Brauchen wir die Milch wirklich?

Milch war bei allen Säugetieren, den Menschen inklusive, nicht von Natur aus für Erwachsene der eigenen Spezies gedacht – und somit noch viel weniger für Erwachsene einer anderen Spezies. Haben Sie etwa in der Natur schon einmal eine erwachsene Katze gesehen, die die Milch einer anderen Katze oder einem anderen Tier trinkt? Nur der Mensch passt die Natur an sein eigenes Bild an...

Aus gesundheitlicher Sicht ist Milch für jeden Menschen – nicht nur für jene mit Neurodermitis – schlichtweg nicht erforderlich. Mit Hinblick auf die Tiere bzw. die übliche Tierhaltung muss die konventionelle Milchproduktion überdies als das angesprochen werden, was sie ist: unnatürlich und unethisch.

Was zu vermeiden ist

Bei Neurodermitis sollten Sie unbedingt Milchprodukte meiden, auch wenn Sie bisher keine besonderen Probleme nach dem Milchverzehr bemerkt haben. Durch die Kompensationsfähigkeit unseres Körpers merken wir oft gar nicht, dass uns etwas nicht guttut. Seien Sie sehr streng und konsequent, besonders am Anfang dieser Therapie. Ihrem Darm wird es guttun.

> **Lebensmittel, die Laktose enthalten und die Sie meiden sollten, sind:**
> Milch, Milchschokolade, Desserts, Eis, Kuchen, Margarine, Butter...

Vielleicht finden Sie später heraus, dass eine kleine Menge bei Ihnen gar keine Reaktionen hervorruft. Manche Milchprodukte haben natürlich einen niedrigen Laktosegehalt, wie z. B. Hartkäse und Schimmelkäse. Joghurts und Sauerrahm enthalten zwar Laktose, aber auch „freundliche" Bakterien, die bei ihrer

Spaltung helfen. Jedenfalls sollte auch mit solchen Milchprodukten, die keine Probleme bereiten, nicht übertrieben werden.

7.4. FLEISCH UND SCHWEINEFLEISCH

Ich werde Ihnen nicht raten, Vegetarier zu werden, denn das könnte kontraproduktiv sein. Nicht jeder Metabolismus ist bereit dafür. In der traditionellen chinesischen Medizin wird allerdings bei Ekzemen **eine generelle Beschränkung des Fleischverzehrs** empfohlen. Bei Neurodermitis sollten Sie aufhören Schweinefleisch zu essen, weil es für den Körper schlichtweg mehr Belastung als andere Fleischsorten darstellt.

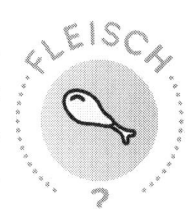

Nicht umsonst wird der Konsum von Schweinefleisch in der Bibel sowie im Koran untersagt. Im Alten Testament findet man die Speisegebote in 3. Mose 11 (und 5. Mose 14). In Vers 7 steht geschrieben, dass das Schwein ein unreines Tier ist. Und in Vers 8 ist zu lesen, dass man deshalb von diesem Tier nichts essen soll. Solche religiösen Gebote mögen lächerlich oder nicht vertrauenswürdig klingen, aber die meisten haben einen rein praktischen Hintergrund.

Das Schwein war schon immer ein Tier, das so ziemlich alles aß, auch Äser und Müll, und dessen Fleisch gefährliche Bakterien beinhalten kann. Das muss heutzutage nicht unbedingt gelten, wenn Sie das Fleisch aus BIO-Tierhaltung kaufen und es anschließend bei hohen Temperaturen gut verarbeiten. Doch auch so ist das Fleisch alles andere als ideal.

Wegen seiner sehr schnellen Verdauung (ca. 4 Stunden, im Vergleich zu den ca. 24 Stunden bei einer Kuh) kann das Schwein die Nährstoffe in der Ernährung nicht so gut verarbeiten und alles wird in den Körper absorbiert, auch Toxine. Damit diese dann keinen Schaden verursachen, werden sie im körperlichen Fett gespeichert. Dieses System funktioniert übrigens auch beim Menschen: wenn der Körper gerade keinen Weg findet, wie er die Toxine loswerden kann, speichert er sie an einem versteckten Ort ab. Das Schwein kann im Vergleich zum Menschen nicht schwitzen, was sonst auch ein Weg wäre, die Toxine loszuwerden. Beim Schwein heißt das also, dass alle diese Schadstoffe mit dem Fleisch gegessen werden.

Außer dieser Toxine stellt alleine das Fett bereits ein großes Problem dar, da es im Schweinefleisch in größeren Mengen vorkommt als in anderen Fleischsorten. Schweinefleisch zu verdauen ist wesentlich anspruchsvoller als z. B. Rindfleisch. Der Körper wird länger belastet und muss mit mehreren Schadstoffen kämpfen.

Um Ihren Körper zu entlasten, sollten Sie ganz auf Schweinefleisch verzichten. In der chinesischen Medizin wird empfohlen, nur weißes Fleisch (Geflügel) und dies nur einmal pro Woche zu essen. An einem Wochentag darf gebackener Fisch gegessen werden, auf Gebratenes sollte ganz verzichtet werden. Rindfleisch ist meiner Erfahrung nach bei Neurodermitis in vernünftigen Mengen nicht schädlich.

Am wichtigsten ist jedoch, dass Sie ausschließlich qualitativ hochwertiges Fleisch aus Bio-Tierhaltung kaufen. Über Bioprodukte wird im Kapitel 7.9 auf der Seite 74 gesprochen.

7.5. ÖLE UND FETTE

Öle sind Teil einer gesunden Ernährungsweise. Der Aberglaube, dass alle Fette böse sind und dass wir sie meiden sollten, um gesund zu bleiben, ist lange überwunden. Mehr als die Menge von Fetten in unserer Nahrung ist dessen Art und Qualität maßgebend. Die Auswahl an Ölen und Fetten ist heutzutage riesig. Allerdings eignet sich nicht jedes Öl für jede Speise. Manche Öle sollten sogar vermieden werden. Andere sollten nur für kalte Speisen verwendet werden.

Jedes Fett und Öl weist eine unterschiedliche Hitzeempfindlichkeit auf und eignet sich somit zu unterschiedlichen Zwecken. Das ist davon abhängig, welcher Typ von Fettsäuren in dem Fett/Öl überwiegt:

- mehrfach ungesättigte Fettsäuren

- einfach ungesättigte Fettsäuren

- gesättigte Fettsäuren

Zum Glück gibt es einen ganz einfachen Weg, mit dem man schnell erkennen kann, um welches Fett es sich handelt, und zwar den Aggregatzustand.

Öle, die immer flüssig bleiben

Diese Öle bestehen zum Großteil aus mehrfach ungesättigten Fettsäuren und sind nicht zum Erhitzen geeignet. Eine Ausnahme stellt das Sonnenblumenöl dar, das nur teilweise aus mehrfach ungesättigten Fettsäuren besteht, der Rest sind einfach ungesättigte Fettsäuren.

Öle, die bei Kühlung fest oder dickflüssig werden

Als Beispiele können das Oliven-, Avocado- oder Mandelöl angeführt werden. Diese Öle werden bei niedrigeren Temperaturen etwas dickflüssig. Grund dafür ist, dass sie hauptsächlich aus einfach ungesättigten Fettsäuren bestehen. Sie können leicht erhitzt werden, ohne das schädliche Substanzen entstehen. Zum Braten eignet sich jedoch eher die folgende Gruppe von festen Ölen.

Öle, die bei Raumtemperatur fest sind

Diese Öle bleiben auch außerhalb vom Kühlschrank fest, da sie zum großen Teil aus gesättigten Fettsäuren bestehen. Beim Braten (und auch Kochen) greifen Sie immer zu festen Ölen. Am besten nutzen Sie Kokosöl, das auch positive gesundheitliche Wirkungen hat. Eine Alternative ist Ghee. Ghee ist ayurvedische Butter, die frei von Wasser und Resteiweiß ist, und daher beim Braten nicht anbrennt.

Trans-Fette

Transfettsäuren sind die für die Gesundheit schädlichsten Fette. Sie entstehen bei Erhitzung oder industrieller Verarbeitung aus mehrfach ungesättigten Fettsäuren (also aus flüssigen Fetten), indem ihre chemische Struktur verändert wird. Bei hohen Temperaturen und Druck werden die cis-Doppelbindungen in die trans-Konfiguration umgelagert. Derart verarbeitete Fette weisen für die industrielle Produktion vorteilhafte physikalische Eigenschaften auf.

Solche Fette sind gesundheitsschädlich und gemäß den Ergebnissen einer Vielzahl von Studien steigern sie das Risiko von Herzerkrankungen, Krebs, Diabetes und Adipositas.

Schädliche Trans-Fette befinden sich in vielen Fertigprodukten, vor allem in Backwaren wie Croissants oder Krapfen, in Fastfood oder in Süßigkeiten wie Keksen, Riegel usw. Auch das ist ein Grund, wieso der Großteil unserer Nahrung stets frisch zu Hause zubereitete, nicht industriell verarbeitete Lebensmittel sein sollten.

Margarine

Lange Zeit wurde Margarine als eine sehr gesunde Alternative für Butter empfohlen, doch erwies sich dies als ein großer Fehler der Medizin. Nicht nur, dass man inzwischen weiß, dass Margarine – auch wenn es in der Werbung gerne so dargestellt wird – Probleme mit erhöhten Cholesterinwerten pauschal nicht zu lösen vermag (da es nicht nur sog. schlechtes, sondern auch sog. gutes Cholesterin, gibt): Auch ihr hoher Gehalt an Transfetten stellt ein Gesundheitsrisiko dar. Obwohl es bereits Technologien gibt, welche die Transfette-Konfiguration durchaus rückverwandeln können, handelt es sich nichtsdestoweniger nach wie vor um einen industriellen Prozess, bei dem unnatürliche chemische Produkte entstehen.

Margarine wird aus pflanzlichen Ölen hergestellt, die im Zuge der industriellen Verarbeitung Schaden nehmen; sie enthält überdies in der Regel viele Farbstoffe, Emulgatoren und andere Zusatzstoffe. Auch der hohe Gehalt an Omega-

6-Fettsäuren erweist sich letztlich, wenngleich dies zunächst seltsam klingen mag, als problematisch: Omega-6-Fettsäuren nehmen wir über unsere Nahrung für gewöhnlich in deutlich erhöhten Mengen ein. Was dagegen oft fehlt, sind Omega-3-Fettsäuren, die z. B. in Fisch zu finden sind. Für den Körper ist jedoch die Balance zwischen diesen zwei Typen von Fettsäuren ausgesprochen wichtig.

Grundsätzlich lässt sich sagen, dass bei der Herstellung von Margarine ein natürliches Öl industriell verändert und somit beschädigt wird, nur um am Ende mit Stoffen angereichert zu werden, die es während des Herstellungsprozesses verloren hat. Es gibt also keinen Grund, Margarine zu essen – egal wie stark sie als gesund beworben wird und mit welchen Vitaminen oder Omega-3-Fettsäuren sie angereichert wird. Alle Stoffe, die der Organismus braucht, lassen sich aus natürlichen und frischen Lebensmitteln gewinnen – wozu sollte man dann industriell stark veränderte Produkte konsumieren?

7.6. ALKOHOL

Auf Alkohol sollten Sie auf jeden Fall verzichten, denn er gilt als sogenannter Antinährstoff. Der Abbau von Alkohol raubt dem Körper wichtige Nährstoffe, die für den Wiederaufbau der Haut und das Immunsystem nötig wären. Er blockiert die Absorption von wirklich nützlichen Nährstoffen aus der Nahrung wie z. B. Zink und führt wegen seiner diuretischen Eigenschaft zu einem weiteren Verlust von wichtigen Nährstoffen mittels Urin. Alkohol ist außerdem eine Quelle unnötigen Zuckers, belastet die Leber und reizt den Darm.

Besonders aufpassen sollten Sie bei Bier, weil Bier noch dazu Gluten enthält, und somit gleich zwei Reize in einem bereitet. Bier ist bei Menschen mit Neurodermitis häufig ein typischer Auslöser und die Symptome verschlimmern sich innerhalb weniger Stunden nach dem Verzehr deutlich.

7.7. KOFFEIN

Alle koffeinhaltigen Getränke und Lebensmittel wirken als Stimulanzien. In der Folge schüttet der Organismus mehrere Stresshormone aus und das Blutzuckerniveau fluktuiert. Koffein ist ein Diuretikum – es entwässert den Körper, der dadurch über Urin wichtige Stoffe wie z. B. Zink verliert.

Koffein ist hauptsächlich in Kaffee und in schwarzem Tee, aber auch in Coca-Cola, Kakao und Schokolade enthalten. Diese Lebensmittel können Ihnen bei Neurodermitis und Ihrem Darm nur Schlechtes tun. Die Kombination aus Kaffee und Kuhmilch ist für den Magen-Darm-Trakt bei Neurodermitis sehr ungeeignet.

Ein spezieller Fall sind die sogenannten „Energy-Drinks", in denen der hohe Koffeingehalt noch mit anderen stimulierenden Stoffen und viel Zucker kombiniert ist. Eine solche Kombination belastet auch bei einem gesunden Menschen die Leber, den Darm, das Herz und andere Organe, bei Neurodermitis ist es so etwas wie ein „Auslöserelixir".

Koffeingehalt von verschiedenen Getränken (in 100 ml)	
Espresso	110 mg
Kaffee	80 mg
Cappuccino	27 mg
Latte Macchiato	11 mg
Schwarzer Tee	25 mg
Grüner Tee	10 mg
Energy Drinks (Red Bull, Monster, Big Schock...)	32 mg
Cola	12 mg

Eine Ausnahme ist grüner Tee, der zwar koffeinhaltig ist, doch sein Koffeingehalt ist etwa nur ein Viertel jenes von schwarzem Tee. Grüner Tee hat viele hervorragende Eigenschaften, die auch bei Neurodermitis zum therapeutischen Erfolg beitragen können. Diese werden noch an späterer Stelle vorgestellt.

Koffeinentwöhnung

Wenn Sie es gewohnt sind, regelmäßig Kaffee zu trinken, werden Sie mit aller Wahrscheinlichkeit Entzugssymptome erleben. Diese können Kopfschmerzen, Muskelkrämpfe und vor allem Müdigkeit sein.

Der beste Weg zur Entwöhnung ist eine langsame Reduktion der täglichen Dosis. Anstatt eines Kaffees können Sie einen schwarzen Tee oder koffeinfreien Kaffee (enthält trotzdem ein wenig Koffein) trinken. Wenn Sie sich sehr müde fühlen, probieren Sie einen Matcha-Tee. Matcha ist eine spezielle japanische Grünteesorte, die stimulierende Eigenschaften hat. Allmählich ersetzen Sie die stimulierenden Getränke dann mit einem Kräuter- oder Grüntee.

7.8. GMO

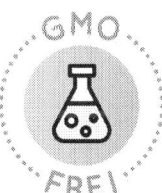

Ein genetisch modifizierter Organismus (GMO) ist ein solcher, dessen genetisches Material vom Menschen geändert wurde, und zwar in einer Weise, die sonst von Natur aus nicht möglich wäre. Ein GMO könnte ohne menschlichen Eingriff also nie entstehen.

Genetisch modifiziert wird heutzutage überall dort, wo man sich dadurch eine Gewinnsteigerung erhofft. Am meisten wird über genetisch modifizierte Pflanzen diskutiert, die Tieren oder Menschen als Nahrung dienen.

Träge Wirkung der GMO

Verfechter der GMO bestehen darauf, dass nicht zuverlässig bewiesen wurde, dass GMO für den Menschen schädlich sind. Allerdings müssen wir in Erwägung ziehen, dass genetische Änderungen – ob künstlich modifiziert, epigenetisch durch den Lebensstil hervorgerufen oder anderwärtig entstanden – erst in den nächsten Generationen ihre ganze Wirkung entfalten können. Das gilt übrigens für alle künstlichen Erfindungen des 20. und 21. Jahrhunderts wie GMO, hormonelle Antikonzeption und die Verwendung von vielen Chemikalien (in allen möglichen Industriegebieten), die die Umweltverschmutzung verursachen. Niemand kann mit Sicherheit vorhersehen, welche Folgen das Verhalten der gegenwärtigen Weltbevölkerung bringen wird. Es gibt im Leben Sachen, die Zeit brauchen, um ihre Folgen und Wirkungen sichtbar zu machen, und GMO sind eine davon. Niemand kann mit Gewissheit sagen, welchen Einfluss GMO auf die Gesundheit des Menschen in den zukünftigen Generationen haben können.

Forschungen zur Schädlichkeit

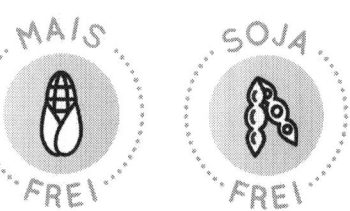

Es gibt allerdings bereits mehrere Studien, die die negativen Auswirkungen von GMO auf Tiere nachweisen – bloß werden sie medial kaum diskutiert. In Norwegen wurden im Jahr 2010 Wasserflöhe (*Daphnia magna*) mit GMO-Mais gefüttert. Wasserflöhe wurden deswegen für die Untersuchung gewählt, weil ihre Lebenszeit nur ein paar Wochen lang ist, und es daher möglich ist, die negativen Effekte von GMO über mehrere Generationen und deren ganzen Lebenszyklus zu beobachten. Diese Studie dauerte 42 Tage. Es wurde gezeigt, dass sich bei Wasserflöhen der Experimentalbedingung (= Fütterung mit GMO-Mais) die Lebenszeit auf die Hälfte verkürzte und die Wasserflöhe auch weniger Eier als diejenigen hatten, die nicht mit GMO-Mais gefüttert wurden. Die mit dem normalen Mais gefütterten Wasserflöhe waren außerdem deutlich größer (um 21 %).[46]

Genetisch modifizierter Mais wird mit einem Gen der Bakterie *Baccilus thurigiensis* „verbessert", die das **Bt-Toxin** produziert. Als Folge wird solcher Mais dank dem Bt-Toxin gegen Insekten geschützt.[47] Während die insektiziden Sprühmittel vom Regen teilweise weggespült werden, haben die GMO die Insektizide genetisch in sich eingebaut.

Es wurde gezeigt, dass Bt-Toxin bei Mäusen Gewebeschaden und Immunantworten verursacht.[48] Auch bei Farmern, die dem Bt-Toxin in Pestiziden ausgestellt waren, wurden Immunantworten beobachtet.[49]

In Quebec haben Universitätsärzte 2011 das Blut von 30 schwangeren und 39 nicht schwangeren Frauen analysiert. Bei 93 % der Schwangeren sowie bei 80 % der Embryos war das Bt-Toxin im Blut präsent. Bei 69 % der nicht-Schwangeren wurde dieses Toxin ebenfalls nachgewiesen.[50]

In der Praxis wird das Bt-Toxin nicht nur durch den direkten Verzehr von Mais aufgenommen, sondern auch durch das Fleisch von mit Mais gefütterten Tieren.

Das Spiel mit der Natur

Doch auch die ethische Frage ist relevant, ja sogar von entscheidender Bedeutung: **was nicht aus der Natur selbst entsteht, kann nie langfristig überleben.** Es ist nur eine Frage der Zeit. Jeder übermäßige künstliche Eingriff ist unharmonisch, gewalttätig, usurpiert die Macht und begrenzt dadurch die freie, natürliche Entwicklung. Er geht gegen die Natur und kann wegen seiner unnatürlichen Qualität und übermäßigen Quantität nichts Gutes bringen und auch nicht lange halten. Das gilt für GMO, Impfungen und sogar die Steuerung unserer Gesellschaft.

Interessant ist auch, dass gemäß manchen Quellen Tiere, wenn sie sich ihre Nahrung auswählen können, die nicht genetisch modifizierte Nahrung bevorzugen.[51]

Als jemand, der sich für einen gesunden, natürlichen Lebensstil entschieden hat und damit auch die Neurodermitis in den Griff bekommen hat, empfehle ich Ihnen, GMO zu vermeiden. Informieren Sie sich, wie es in Ihrem Land aussieht, welche Lebensmittel mit hoher Wahrscheinlichkeit genetisch modifiziert sind, und vermeiden Sie diese.

Im Jahr 2016 waren weltweit **78 % des Sojas und 33 % der Maisvorräte genetisch modifiziert.**[52] Das ist ein von den Gründen, wieso ich die Produkte aus diesen Pflanzen nicht empfehle. Glutenfreie Pasta aus Mais ist nicht geeignet, genauso wie laktosefreie Sojamilch, die dazu noch östrogene Wirkungen hat.

Als Mensch, der an einer Erkrankung leidet, die eng mit einer genetischen Prädisposition und veränderten Immunantworten verbunden ist, müssen Sie die modernen GMO-Experimente nicht auch an Ihrem eigenen Körper testen. Die beschriebenen Hinweise auf das Auslösen von Immunantworten sind Grund genug dafür, solche Produkte bei jeder Autoimmunerkrankung zu vermeiden.

7.9. BIOLEBENSMITTEL

GMO

Aus dem vorherigen Kapitel sollte klar hervorgegangen sein, dass es besser ist, GMO gänzlich zu vermeiden. Zwar sind in der EU genetisch modifizierte Lebensmittel relativ stark reguliert und müssen als solche ausgewiesen werden, weshalb in den Läden vergleichsweise wenige solcher Produkte zu finden sind. Jedoch finden GMO in einer anderen Form ihren Weg auf unseren Teller: als Endprodukte von mit den GMO gefütterten Tieren. Solche Lebensmittel (Eier, Milch, Fleisch) müssen auch nicht gesondert gekennzeichnet werden. Der einzige Weg, um genetisch modifizierte Lebensmittel zur Gänze zu vermeiden, ist somit, Bioprodukte zu kaufen.

Chemikalien

Hierbei handelt es sich vor allem um Düngemittel und Pestizide, die in großen Mengen in der konventionellen Landwirtschaft und Lebensmittelindustrie verwendet werden, um die Effektivität zu steigern. In der Regel wird die Unschädlichkeit von Düngemitteln und Pestiziden nur separat, also für jede Chemikalie einzeln, beforscht, aber in der Praxis gelangen in der Landwirtschaft viele Chemikalien gleichzeitig zum Einsatz. Die Auswirkungen dieses „Chemie-Cocktails" auf die menschliche Gesundheit kann schlichtweg keiner voraussagen.[53] Überdies kommen wir jeden Tag in Kontakt mit zahlreichen weiteren Chemikalien, die sich in Verpackungen, Kunststoff, Kosmetik, Möbeln oder in der Luft befinden. Dabei ist es allgemein hinlänglich bekannt, dass Pestizide und viele andere Chemikalien Gifte, Karzinogene und endokrine Disruptoren sind und außerdem katastrophale Auswirkungen auf die Umwelt haben.[54] Auf Chemikalien werde ich im Kapitel 10 „Das Leben im Zeitalter der Gifte" auf der Seite 92 zurückkommen.

Die Nahrungskette

Chemikalien werden in nicht unbeträchtlichem Maße zum Bestandteil von Pflanzen, die wiederum als Tierfutter dienen; teilweise verbleiben sie in der Natur und verschmutzen dort das Grundwasser und zerstören den Boden. Gesunder Boden ist eine Voraussetzung für gesunde Pflanzen, die von Tieren und Menschen konsumiert werden. Tiere, die mit genetisch modifiziertem und mit Pestiziden „verbessertem" Soja oder Mais gefüttert wurden, können nicht gesund sein.

Düngemittel, Pestizide, Chemikalien und GMO können sich nicht in Luft auflösen. Egal zu welchem Zeitpunkt innerhalb der gesamten Nahrungskette sie angewandt werden: Sie bleiben in der Nahrungskette und beeinflussen alle oben genannten Bestandteile der Nahrungskette, zu denen letztendlich auch der Mensch gehört. Je höher ihr Anteil in der Nahrungskette, desto höher ist dementsprechend die Konzentration von angesammelten Schadstoffen. Besonders bei tierischen Produkten ist es deswegen empfehlenswert, ausschließlich Bioqualität einzukaufen, am besten von Bauern direkt aus der Region.

Ethische Frage

Ob man sich für Tierrechte und Umweltschutz engagieren will oder nicht (beziehungsweise bis zu welchem Maß), obliegt der eigenen Entscheidung. Persönlich halte ich „Ökoterrorismus", also einen Zwang zu einer bestimmten Weltsicht, für nicht richtig und auch nicht zielführend. Jedoch sollte jede Entscheidung im Leben aufgrund ausreichender Informationen getroffen werden. Beim Einkauf von Lebensmitteln gilt dies doppelt, denn hierbei geht es nicht alleine um den Tier- und Umweltschutz, sondern auch um die gesundheitlichen Auswirkungen solcher (eventuell unethisch gewonnener) Produkte auf den Menschen. Die Zerstörung der Umwelt macht sich für den Einzelnen nicht umgehend bemerkbar; mit vielen (Spät-)Folgen werden erst unsere Nachkommen zu kämpfen haben. Anders verhält es sich mit Wirkungen und Auswirkungen von Lebensmitteln auf die Gesundheit des Einzelnen: Diese werden sich früher oder später im Leben immer in der einen oder anderen Form bemerkbar machen.

Was die konventionelle Landwirtschaft betrifft, habe ich schon die negativen Einflüsse von GMO und Chemikalien auf die Umwelt und den Menschen erklärt. In konventioneller Tierhaltung sind neben den Wirkungen bzw. Auswirkungen von genetisch modifiziertem und chemisch behandeltem Futter auch die Lebensbedingungen der Tiere zu bedenken.

Umweltschädliches Futter, ungenügender Lebensraum und kaum Möglichkeiten zu Bewegung, Stress, übermäßige präventive Gesundheitsmaßnahmen (wie die Verabreichung von Antibiotika), die unnatürliche frühzeitige Trennung von Mutter und Kind und das zwanghaft lang andauernde Melken der Tiere ausschließlich für den menschlichen Profit – das alles sind Merkmale, die mit der konventionellen Landwirtschaft einhergehen, da sich die Produktionsbedingungen ansonsten als ökonomisch unrentabel erweisen würden. Unter solchen Bedingungen werden jedoch auch, wenig überraschend, die natürlichen physiologischen Prozesse gestört, was sich wiederum in der minderwertigen Qualität der Endprodukte widerspiegelt (höherer Fettgehalt, gestörte Hormonlevels, niedrigerer Anteil an nützlichen Nährstoffen, ...).

Wieso ausschließlich BIO?

Biolebensmittel sind nicht nur GMO-frei, sondern sie werden auch umweltfreundlich sowie ethisch vertretbar, d. h. in kleinen Bauernhöfen und Tierhaltungen und ohne Verwendung schädlicher Chemikalien, produziert. Bioprodukte sind nicht nur besser für die Umwelt, sondern letztendlich auch gesünder für den Menschen. Die Qualität von Lebensmitteln wirkt sich relativ schnell auf die Gesundheit aus – bei Bioprodukten im positiven Sinne.

Deswegen ist es nicht nur bei Neurodermitis, sondern generell für jedermann empfehlenswert, umweltfreundlich produzierte Lebensmittel zu kaufen. Zu jenen pflanzlichen Produkten aus konventionellem Anbau, die mittlerweile die höchste Pestizidbelastung aufweisen, gehören vor allem kleine Beeren, Erdbeeren, Äpfel, Weintrauben, Tomaten, Spinat, Paprika, Gurke, Sellerie und Kartoffeln.

8. ERNÄHRUNG - TIPPS

Nur frische Zutaten und „echtes" Essen!

Auf der Suche nach der idealen, d. h. gesunden und bekömmlichen Ernährung greifen viele zu verschiedenen speziellen Formen der Ernährung, z. B. Makrobiotik, ayurvedische Ernährung, Rohkost, Trennkost, Vegetarismus, Veganismus... Menschen, die auf die eine oder andere der genannten Ernährungsweisen setzen, können oftmals tatsächlich eine Verbesserung des Gesundheitszustandes beobachten. Jedoch sind sich hier viele Ernährungstherapeuten und andere Experten einig, dass der gesundheitliche Nutzen der jeweils gewählten Ernährungsweise schlichtweg darin besteht, dass im Zuge der jeweiligen Ernährungsform Junk-Food und industriell stark verarbeitete Lebensmittel gemieden und stattdessen die Speisen regelmäßig zuhause unter Verwendung frischer, hochwertiger Zutaten selbst zubereitet werden.

Im vorigen Kapitel wurden Lebensmittel vorgestellt, die bei Neurodermitis generell zu meiden sind (und von deren Verzehr man auch ohne Vorhandensein einer Neurodermitis besser absehen sollte). Außerdem sollten Sie stets die goldene Regel der Ernährung schlechthin befolgen: Hochwertiges, frisches Essen konsumieren. Sich von Rohkost, Makrobiotik oder Ayurveda kulinarische Anregungen zu holen oder auf Fleisch zu verzichten kann der Sache – nämlich Ihrer Gesundheit – durchaus zuträglich sein, aber jedes Extrem bringt Risiken mit sich: Einseitigkeit birgt stets die Gefahr von Mangelerscheinungen; darüber hinaus ist nicht jede Kost automatisch für jedermann geeignet. So werden etwa im Rahmen der makrobiotischen Ernährungsweise viel zu hohe Mengen an Getreide konsumiert. Veganismus geht mit dem Risiko einer Vitamin B_{12}-Unterversorgung einher. Rohkost-Ernährung wiederum beansprucht ungleich mehr Energie zur Verdauung als gewöhnliche aufgewärmte Kost, weshalb sie in unseren geografischen Breiten besonders während der kalten Jahreszeit als ungünstig erachtet werden muss; für körperlich geschwächte Menschen scheidet sie wegen des erhöhten Energiebedarfs als alternative Ernährungsform grundsätzlich aus.

> Nehmen Sie einfach „echtes", d. h. natürliches, industriell nicht weiterverarbeitetes und vielseitiges Essen aus hochwertigen, frischen Zutaten zu sich.

Die 50 %-Gemüse-Regel

Passen Sie diese Regel an Ihr Stoffwechselsystem an, aber grundsätzlich gilt: Je mehr Gemüse, desto besser. Gemüse reinigt den Darm, beugt Verstopfung vor, versorgt den Organismus mit Vitaminen und enthält keine belastenden Stoffe. Ich habe mir über die Jahre schon angewöhnt, dass mehr als die Hälfte meiner täglichen Nahrungsaufnahme aus Gemüse oder (in kleineren Mengen) Obst besteht. Besonders wenn Sie mit der Entgiftungskur anfangen und die Maßnahmen setzen wollen, die zu einer Erleichterung Ihrer Neurodermitis-Symptome beitragen würden, lohnt es sich, stets darauf zu achten, dass Sie mehr als eine Tellerhälfte mit Gemüse aufgefüllt haben.

Grüner Tee

Wie schon erwähnt, ist grüner Tee zwar leicht koffeinhaltig, bietet Ihrer Gesundheit im Vergleich zu schwarzem Tee aber viele Vorteile für an, da er:

- weniger verarbeitet und fermentiert ist als schwarzer Tee,

- Antioxidantien enthält, die allgemein gut für Ihre Gesundheit sind,

- das Wachstum von Krebszellen hemmt,[55]

- die Entgiftung des Körpers fördert.

Oolong-Tee

Oolong-Tee ist eine chinesische Teesorte, deren Fermentationsdauer zwischen der von grünem und schwarzem Tee liegt (deswegen auch halbfermentierter Tee). Eine japanische Studie, die die Auswirkungen des Konsums von Oolong-Tee auf 118 Patienten mit Neurodermitis untersucht hat, zeigte, dass Oolong-Tee die Neurodermitis-Symptome schon nach zwei Wochen lindert.[56] Man sollte ihn 5 Minuten in 80–90 °C heißem Wasser ziehen lassen und dreimal pro Tag 0,5–1 Stunde nach dem Essen trinken.

Die positive Wirkung besteht in den antiallergischen Eigenschaften der im Tee enthaltenen Polyphenole, die die allergische Reaktion (Typ 1 und 4) der Haut hemmen. Das sollte allerdings auch bei grünem und schwarzem Tee der Fall sein. Passen Sie aber beim schwarzen Tee auf, wie Ihr Körper auf das Koffein reagiert.

Avocado und Avocadoöl

Avocados sind in letzter Zeit sehr populär geworden und dies mit gutem Grund: Bereits kleine Mengen, die regelmäßig mit der Nahrung eingenommen werden, können sich positiv auf die Gesundheit auswirken und manche gesundheitlichen Probleme sogar lösen.

In Avocados findet man Vitamin A und Vitamin E in hoher Konzentration, aber auch B-Vitamine, Vitamin E, C und K_1 – alles Vitamine, die unter anderem auch für den Erhalt einer schönen Haut erforderlich sind. Avocados haben einen hohen Gehalt an ungesättigten Fettsäuren, die nicht nur bei Herz-Kreislauf-Erkrankungen und bei Diabetes, sondern auch bei Hauterkrankungen helfen. Bei Neurodermitis ist höchst bedeutsam, dass nur „gute Fette" mit der Nahrung verzehrt werden – und Avocados sind dafür eine perfekte Quelle. Sie regen die Verdauung an und regulieren den Darmtrakt. Des Weiteren wirken Avocados antibakteriell und entzündungshemmend.

Zusammengefasst: Die Avocado ist eine Zauberfrucht mit vielen positiven Wirkungen auf den Organismus und kann dem Körper bei unzähligen

Erkrankungen wesentlich helfen. Dies gilt auch für Neurodermitis! Avocados können Sie im Salat, als Brotaufstrich oder als Smoothie essen. Ihr Körper wird Ihnen für 1–2 Avocados pro Woche sehr dankbar sein!

> **TIPP:** Avocadoöl ist vielseitig verwendbar. Sie können es auf der Haut als auch in der Küche zum Einsatz bringen. Es eignet es sich zum leichten Braten und Grillen und kann auch für die Zubereitung von Salatdressings genutzt werden.

Kokosöl

In der ayurvedischen Medizin kommen die Bestandteile von Kokosnüssen (Milch, Creme, Wasser und Öl) schon seit jeher bei vielen verschiedenen Erkrankungen und Beschwerden zum Einsatz. Schon vor 4000 Jahren wurde die Nutzung der Kokosnuss in Indien in Sanskrit dokumentiert. In der Antike war die Kokosnuss als eine wirksame Arznei gegen intestinale Würmer aller Arten bekannt.

Kokosöl hat einen hohen Gehalt an mittelkettigen gesättigten Fettsäuren (65 %), die ihm einen Großteil seiner besonderen Eigenschaften verleihen. Durch Laurinsäure, die etwa 50 % des Fettgehaltes einer Kokosnuss repräsentiert, ist sie in der Lage, eine Vielzahl von Bakterien, Viren und anderen Keimen zu eliminieren, indem sie die Lipid-Schicht deren Membran stört.[57] Es wirkt also antimikrobiell, ob innerlich oder äußerlich angewendet. Die mittelkettigen Fettsäuren im Kokosöl sind ohne die Mitarbeit der Gallensäuren leicht verdaulich und gelangen über die Blutbahn direkt in die Leber, wo sie zur Energiegewinnung metabolisiert werden und im Vergleich zu anderen Fetten werden sie weniger gerne in Fettdepots eingelagert. Sie stabilisieren dadurch das Cholesterin- und Zuckerniveau und mehrere Studien haben belegt, dass sie sogar beim Abnehmen helfen.[58]

Wichtig ist beim Kokosöl die Bezeichnung *„Virgin"*, was an die natürliche, kalte Verarbeitung verweist. Die Öle, die diese Bezeichnung nicht tragen, sind zu einem großen Teil stark industriell verarbeitet und verlieren dadurch ihre wertvollen und natürlichen Inhaltsstoffe.

> **TIPP:** Das Kokosöl eignet sich auch zum Braten, Backen und Kochen, es kann hoch erhitzt werden und verliert dabei seine positiven Eigenschaften nicht.

Zimt

Zimt ist nicht nur ein Gewürz, sondern auch ein äußerst wertvolles Volksheilmittel. Dieses wärmende Gewürz regt den Stoffwechsel an, hilft bei der Verdauung und reguliert den Blutzuckerspiegel, sodass dieser viel langsamer steigt.[59] Das ist vor allem bei Diabetikern, bei Insulinresistenz oder bei metabolischem Syndrom sehr hilfreich, aber auch bei gesunden Menschen oder Menschen mit anderen Erkrankungen wirkt sich dieser Effekt positiv auf die Nahrungsverarbeitung aus. Bei Neurodermitis sollten wir jedes Lebensmittel nutzen, das die Verdauung vorteilhaft beeinflusst.

Wenn Sie also ab und zu ein bisschen sündigen und sich etwas Süßes gönnen möchten, nehmen Sie dabei Zimt zur Hilfe. Sie können mit Zimt einen Frühstücksbrei beschütten oder einen leckeren Teller mit Hirse, Zimt und Beerenfrüchten genießen.

Nüsse und Samen

Nüsse und Samen sind eine hervorragende Nährstoffquelle. Sie versorgen Ihren Körper mit gesunden Fetten, Vitaminen und Mineralen. Viele haben einen hohen Gehalt an Vitamin E und Magnesium. Sie eignen sich zum gesunden Naschen, aber wie bei allem gilt auch hier: moderat und in vernünftigen Mengen. Nüsse sind nämlich auch hoch kalorisch.

Die besten Nüsse, die viele Nährstoffe haben, sind:

Mandeln, Pekannüsse, Cashew, Macadamia-Nüsse, Pistazien, Kürbiskerne, Sonnenblumenkerne, Walnüsse

Schritt 2: Detox

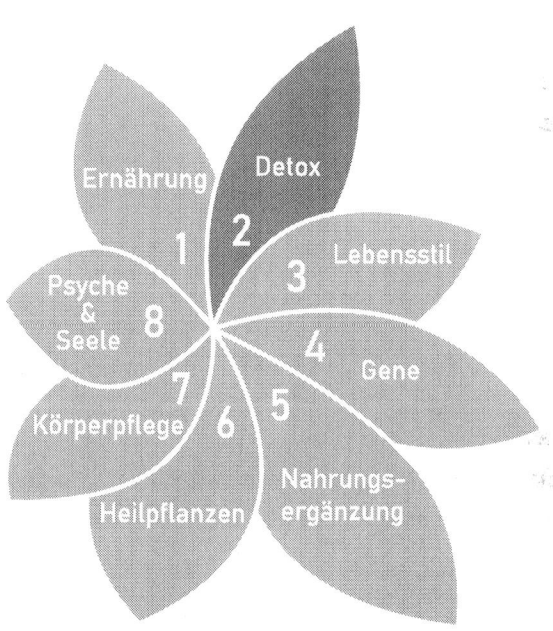

9. DETOX

Wenn Sie jetzt schon wissen, welche Lebensmittel zu vermeiden und welche dagegen gut für Sie sind, können Sie sich an den nächsten Schritt der Therapie machen: die **Entgiftung des Körpers (Detox).**

Die Entgiftung ist in einer systemischen Neurodermitis-Therapie sehr wichtig, weil wir den Organismus zuerst von all den angesammelten Giftstoffen bereinigen müssen, bevor wir ihm die Stoffe zuführen, die er zur Heilung braucht. Die Empfehlungen in diesem Kapitel könnten Teile einer allgemeinen Körperentgiftung sein, die jeder ab und zu machen sollte, aber bei Neurodermitis sind sie besonders hilfreich, denn wir wollen verhindern, dass die Giftstoffe über die Haut ausgeschieden werden müssen.

Diese Entgiftungskur ist relativ mild und verlangt keine Extreme, aber trotzdem ist es eine gute Idee, nicht von heute auf morgen die Lebensweise ändern zu wollen, sondern den Körper allmählich darauf vorzubereiten.

Führen Sie diese Entgiftungskur 2–3 Wochen lang durch und achten Sie dabei auf die Nahrungsempfehlungen des vorherigen Kapitels.

9.1. SAUNA

Das Saunieren trainiert unsere Fähigkeit der Thermoregulation und fördert die Sekretion der Schweißdrüsen. Während des Saunabesuchs wird der Körper intensiv erwärmt, was den Blutkreislauf stimuliert und die Arterien und Kapillaren erweitert. Kühlt sich der Körper dann gleich nach dem Saunagang wieder schnell ab, verengen sich die Kapillaren wieder. Es ist so eine Art Kapillaren-Gymnastik. Das Gewebe wird besser durchblutet und dank dem Schwitzen werden viele Giftstoffe aus dem Körper gebracht. Während eines Saunagangs kann der Körper zwischen 500 und 1500 g Schweiß produzieren.

Regelmäßiger Saunabesuch kann (unter medizinischer Überwachung!) viele verschiedene Erkrankungszustände lindern und modifizieren, wie zum Beispiel den Blutdruck, Diabetes, Nierenerkrankungen, metabolische Störungen und rheumatische Probleme.

Außerdem ist die Luft keimfrei und dadurch auch für die Reinigung der Atemwege gut. Besonders lohnend ist vor allem bei Allergien eine Eukalyptussauna, in der die nach dem Eukalyptus duftende Luft eine antiseptische Wirkung hat. Eine andere Möglichkeit, Ihren Atemwegen Gutes zu tun, ist ein Dampfbad. Im Gegensatz zur Sauna herrscht hier eine Luftfeuchtigkeitsübersättigung, sodass sich in der Luft sichtbare Tröpfchen bilden. Das Dampfbad ist mit höchstens 50 Grad bedeutend kühler als eine Sauna, obwohl die hohe Luftfeuchtigkeit dafür sorgt, dass es sich richtig heiß anfühlt.

> **Hinweis:** In der Schwangerschaft, bei Blutdruckproblemen, Herzstörungen, Epilepsie und bei manchen Hauterkrankungen sollten Sie zuerst Rücksprache mit Ihrem Arzt halten, bevor Sie die Sauna besuchen.

Saunaempfehlungen:

- Essen Sie an jenem Tag, an dem Sie in die Sauna gehen, vegetarisch.

- Die ideale Zeit für einen Saunabesuch ist entweder in der Früh (vor 11 Uhr) oder am Abend (nach 20 Uhr).

- 2 Stunden vor der Sauna sollten Sie nichts Schweres essen.

- Achten Sie beim Saunaeintritt darauf, dass Ihre Haut trocken ist.

- Atmen Sie durch die Nase und genießen Sie die keimfreie Luft.

- Bleiben Sie beim ersten Saunagang nicht länger als 5 Minuten drinnen.

- Nehmen Sie danach eine kalte Dusche, doch kalte Luft kann auch reichen. Legen Sie sich für 5 Minuten hin und entspannen Sie sich.

- Kehren Sie in die Sauna zurück und bleiben Sie 10 Minuten.

- Nach einer kalten Dusche trinken Sie schluckweise entweder Wasser oder einen Kräutertee (siehe Rezept auf der gegenüberliegenden Seite). Erholen Sie sich jetzt 10 Minuten.

- Beim letzten Saunagang verbleiben Sie ein bisschen länger: 10–15 Minuten. Nehmen Sie eine kalte Dusche oder tauchen Sie in das Tauchbecken ein und erholen Sie sich danach auf einer Liege für ca. 20 Minuten. Führen Sie genügend Flüssigkeiten zu.

- Sollten Sie während des Saunaaufenthalts Schwindel- oder Atemnotgefühle haben, oder das Gefühl, dass Ihr Herz zu schnell schlägt, beenden Sie den Saunagang und kühlen Sie sich langsam ab. Ein Saunagang ist kein Marathon, es geht nicht darum, so lange wie möglich in der Sauna zu bleiben, sondern um einen guten Übergang zwischen Hitze und Kälte.

- Besuchen Sie die Sauna 1–2 Mal pro Woche, um Ihren Gesundheitszustand und Ihr Immunsystem langfristig zu stärken.

- Während der Regel ist es besser, die Sauna nicht zu besuchen. In dieser Zeit führt der Körper seine eigene regelmäßige „Reinigung" durch und es gibt keinen Grund, ihn noch mit einer anderen Entgiftungskur zu belasten. Weil die Sauna die Durchblutung fördert, kann sie bei der Periode zu einem übermäßigen Blutverlust und einer verlängerten Periode führen.

9.2. ENTGIFTUNGSMITTEL

Saunatee

Für die Sauna können Sie sich zu Hause am besten eine Thermoskanne (nicht aus Metall) mit Kräutertee vorbereiten. Lassen Sie die getrockneten Kräuter 15–20 Minuten in einer Kanne mit heißem Wasser ziehen und gießen Sie den Tee dann in Ihre Thermoskanne. Den Tee können Sie zwischen den Saunagängen trinken, um die abgeschwitzten Flüssigkeiten nachzufüllen und die Schadstoffausscheidung zu fördern, aber natürlich erfüllen diese Kräuter auch außerhalb der Sauna ihre entgiftenden Aufgaben sehr gut. Sie können den Tee schluckweise den ganzen Tag über trinken.

Geeignet sind Kräuter mit entgiftenden und reinigenden Eigenschaften. Sie können die folgenden Kräuter entweder kombinieren, oder alleine nutzen.

- **Brennessel** *(Urtica)*

- **Löwenzahn** *(Taraxacum)*

- **Mariendistel** *(Silybum marianum)*

- **Schafgarbe** *(Achillea millefolium)*

- **Birke** *(Betula)*

Mariendistel (Silybum marianum)

Die Mariendistel ist eine der wichtigsten entgiftenden Pflanzen. Sie wirkt besonders gut auf die Leberfunktion und deswegen wird traditionell für die Leberzirrhose, Hepatitis oder Vergiftung eingesetzt. Dieses Kraut ist bei einer Entgiftungskur unersetzbar. Sie können 1–2 Tassen Tee täglich mit 1–2 Kapseln mit Extrakt kombinieren. Auch bei höheren Dosen drohen keine negativen Nebenwirkungen.[60]

(Grüne) Heilerde

Heilerde ist ein Pulver, das aus eiszeitlichen Lössablagerungen gewonnen wird. Die Heilerde hat starke antibakterielle Eigenschaften, die in vielen Kulturen traditionell genutzt wurden. Seit jeher ist bekannt, dass eine Kuh anstatt klaren Wassers lieber Lehmwasser trinkt. Auch die ägyptischen Mumien wurden mit Heilerde konserviert. Im ersten und zweiten Weltkrieg wurde Heilerde in Armeen der Nahrung als Diarrhöprävention hinzugefügt. Während der innerlichen Nutzung bindet die Heilerde nämlich störende Substanzen wie Giftstoffe, Stoffwechselprodukte, schädliche Darmbakterien und überschüssige Magen- und Gallensäure. Während Antibiotika nicht nur die bösen, sondern auch die guten Darmbakterien eliminieren, zerstört die Heilerde ausschließlich die gefährliche Darmflora.

Es gibt mehrere Arten von Heilerde, aber zur Entgiftung eignet sich grüne (französische) Heilerde am besten.

Geben Sie einen Teelöffel Heilerde in einen Liter Wasser zu und lassen Sie das Wasser 3–4 Stunden in der Sonne stehen. Sonnenenergie verstärkt die Wirkung. Berühren Sie das Wasser vor dem Trinken mit einem Plastiklöffel und trinken Sie jeden Tag 2 Gläser aus, 1 Glas am besten in der Früh. Sie müssen keine Angst vor den kleinen Stückchen Erde haben, denn diese sanieren den Darm.[61]

Enterosgel ®

Enterosgel ist ein Medizinprodukt, das den Darmtrakt durchläuft und dabei den Organismus effektiv entgiftet. An seiner Oberfläche bindet es toxische Stoffe, Allergene aus Nahrungsmitteln oder Nicht-Nahrungsmitteln und entfernt sie beim Ausscheiden aus dem Organismus. Der aktive Stoff in Enterosgel ist eine polymere organische Silizium-Verbindung (Polymethylsiloxan Polyhydrat), die eine porenartige Struktur aufweist und dadurch ermöglicht, die Schadstoffe auf ihrer Oberfläche zu binden.[62] Es hilft bei Entgiftung, Allergie, Verdauungsbeschwerden und kann auch bei Kindern und Neugeborenen benutzt werden.

Die empfohlene Dosis ist 3-Mal täglich ein Suppenlöffel, die Kur selbst sollte 2–3 Wochen dauern. Das Gel hat keinen Eigengeschmack und Sie können es in ein Joghurt, Brei oder Saft geben. Dieses Produkt ist bei Neurodermitis sehr zu empfehlen!

Schüssler-Salz Nr. 10 Natrium sulfuricum (Na$_2$SO$_4$)

Dieses Salz hilft die Körperflüssigkeit zu regulieren. Natrium sulfuricum ermöglicht die Ausscheidung von allen Flüssigkeiten, in denen Schadstoffe gelöst vorliegen, und es ist das wichtigste Entwässerungs- und Ausscheidungsmittel der Mineralstoffe nach Dr. Schüssler. Die Schadstoffe werden von der Leber abgebaut, damit sie über den Dickdarm ausscheidbar sind.

Lutschen Sie drei- bis fünfmal täglich 5 Tabletten unter der Zunge.

Die Leber durch die Ernährung unterstützen

Zwiebel, Lauch, Brokkoli und Knoblauch enthalten Schwefel, der die Funktion der Leber fördert. Artischocken und Löwenzahn (die grünen Blätter) sind auch gut, weil sie die Gallenproduktion in der Leber fördern, die dann das Fett in kleine Moleküle spaltet und somit die Verdauung leichter macht.

In der europäischen Naturheilkunde kommt Koriander ein besonderer Stellenwert als Ausleitungsmittel für Schwermetalle zu, denen wir unweigerlich über die Luft, das Trinkwasser und Nahrungsmittel ausgesetzt sind.

Wasserzufuhr

Wasserzufuhr ist während der Entgiftungskur sehr wichtig, denn wir wollen, dass die ausgelösten Schadstoffe aus dem Körper ausgeschieden werden. Die ideale tägliche Trinkmenge unterscheidet sich nach Alter, Geschlecht, Körperkonstitution und Jahreszeit, darum gibt es keine klaren Empfehlungen.

Stellen Sie aber sicher, dass Sie dem Organismus pro Tag mindestens 2 bis 3 Liter Wasser zuführen (inklusive Kräuter- und Grüntees). Idealerweise sollten Sie während der Entgiftungskur die Wasserzufuhr etwas erhöhen.

Schritt 3: Lebensstil

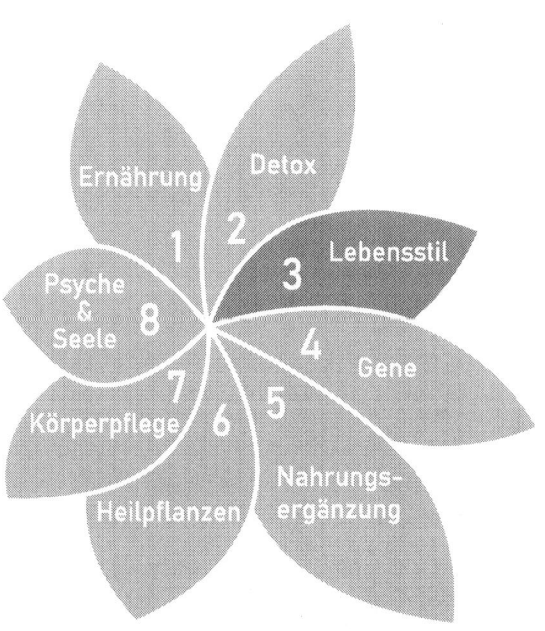

10. DAS LEBEN IM ZEITALTER DER GIFTE

Eine der grundlegenden Maßnahmen, die neben der Ernährung und körperlichen Entgiftung in der Neurodermitis-Therapie getroffen werden müssen, bevor wir zu den Behandlungsverfahren kommen, ist die **Beseitigung von Alltagsgiften**. Mit Giften meine ich alle Stoffe, die unserem Körper nicht guttun oder sogar schaden. Es mag zunächst so scheinen, als gäbe es keinen Zusammenhang zwischen dieser Problematik und Neurodermitis, aber bedenken Sie, dass die Neurodermitis eine systemische Erkrankung ist und sie die Neigung zu bestimmten anderen Beschwerden erhöht (siehe Kapitel 2.1. „Neurodermitis als systemische Störung" auf der Seite 19). Wir müssen den Körper deswegen ganzheitlich behandeln und alle potenziell schädlichen Faktoren beseitigen. Die Faktoren, die ich in diesem Kapitel vorstelle, belasten auf unterschiedliche Weisen auch einen gesunden Organismus und können verschiedene Erkrankungen verursachen. Bei einem bereits gestörten Gesundheitszustand erschweren sie den Heilprozess. Es handelt sich vor allem um Chemikalien, mit denen wir üblicherweise in Kontakt kommen.

Laut EU-Kommission ist die Produktion von Chemikalien weltweit von 1 Million Tonnen im Jahr 1930 auf 400 Millionen Tonnen im Jahr 2001 gestiegen. Die meisten wurden nie bezüglich ihres Einflusses auf die Umwelt und auf die menschliche Gesundheit getestet. Beachtung verdient auch die Tatsache, dass Chemikalien in unserem Leben in einer Art „Cocktail" vorkommen. Das heißt, dass sie in einer Mischung wirken. Es ist praktisch unmöglich die Wirkung solcher Chemikaliencocktails, mit denen wir täglich in Kontakt kommen, exakt zu erforschen. Allerdings gibt es Studien, die gezeigt haben, dass die Chemikalien in den Mischungen zur finalen Toxizität der Mischung beitragen und auch die Toxizität der anderen verstärken.

Nach Dr. Donald W. Miller hat der Cocktail einer Dosis Aluminium, die nur eine Ratte von 100 töten würde, und einer Dosis Quecksilber, die nur eine Ratte von 100 töten würde, eine überraschende Wirkung: alle Ratten sterben.[63] Das heißt, dass die Dosen Quecksilber, die nur eine Mortalität von 1 % haben, in der Anwesenheit von Aluminium eine 100 % Mortalität haben werden. Ein ähnliches Beispiel ist das Phänomen, bei dem zwei nach gesetzlicher Einschätzung „sichere" Dosen Pestizide gemischt werden, sie das Eingehen von 80–90 % aller der Substanz ausgesetzten Kaulquappen verursachen.[64] Man muss sich daher die Frage stellen, was solche Kombinationen von gesetzlich als sicher eingestuften Stoffen der menschlichen Gesundheit tun. Glaubt man den Aussagen von Pestizidherstellern, so tun sie sicherlich nichts... Jedoch beschäftigen sich die Untersuchungen, nach denen die zulässigen Dosen bestimmt werden, in der Regel nur mit den einzelnen Stoffen, nicht aber mit deren Kombinationen!

Toxische Metalle wie Quecksilber, Cadmium, Blei und Aluminium sind deshalb so gefährlich, weil sie sich im Gewebe ablagern, das Immunsystem schwächen und langfristig zu chronischen Krankheiten wie Alzheimer oder Krebs führen können.

In unserem täglichen Leben stehen wir der Umweltverschmutzung gegenüber, atmen verschmutzte Luft ein, nutzen das mit den Nitraten und Hormonen verschmutzte Wasser, essen stark verarbeitetes Essen voll Konservierungsstoffe und Geschmacksverstärker und verwenden chemische Reinigungsmittel und Kosmetika aus Rohöl.

Auch in unseren Haushalten sammeln sich die schädlichen Stoffe an. Beispiele sind Phthalate, polychlorierte Biphenyle, flammhemmende Stoffe, Bisphenol A, Triclosan, Alkylphenole, Pestizide, Herbizide, Dioxan und eine lange Reihe von weiteren Chemikalien. Sie sind Teil von Objekten, die wir tagtäglich nutzen: Kosmetik, Reinigungsprodukte, Spielzeuge, Plastiktüten, Wohntextil, Möbel, Matratzen, Bekleidung, CDs und DVDs.[65] **Alle Stoffe, mit denen wir**

in Kontakt kommen, nehmen wir durch die Atmung, Nahrung und/oder Haut an.

> Wir können mit Sicherheit sagen, dass der Mensch (und die Umwelt) zu keiner Zeit so vielen Substanzen ausgesetzt war wie heute. Die Aufnahme von diesen Stoffen ist massiv und niemand kann vorhersehen, welche Konsequenzen dies für die Menschheit haben wird. Wie schon häufig dokumentiert wurde, können sich die epigenetischen Mechanismen erst in nachfolgenden Generationen auswirken.[66]

Neben den chemischen Substanzen tragen auch physikalische Erscheinungen wie Radioaktivität, Elektrosmog und Lichtverschmutzung zur beschriebenen Problematik bei Lebensqualität und Gesundheit bei.

10.1. ENDOKRINE DISRUPTOREN (XENOHORMONE)

Die meisten obengenannten Stoffe gehören zu den endokrinen Disruptoren. Das sind exogene Substanzen, die im Körper endokrin aktiv wirken und die physiologischen Funktionen von endogenen Hormonen stören.

Es gibt Xenohormone mit weiblicher hormoneller (d. h. östrogener), sowie mit männlicher hormoneller (d. h. androgener) Aktivität.[67] Endokrine Disruptoren sind Teil unseres Alltags geworden, gelangen in Abwässer und Flüsse. Die Folge der Präsenz solcher endokrinen Disruptoren in der Umwelt ist eine steigende Anzahl intersexueller Geschlechtszügen (meistens Verweiblichung), die vor allem bei Wassertieren beobachtet werden können.[68] Hier muss erwähnt werden, dass die hormonellen Verhütung einen signifikanten Beitrag zu dieser Entwicklung leistet. Abgesehen von der Tatsache, dass die Benutzerinnen ihr eigenes feines Hormonsystem stören, gelangen die in der Pille enthaltenen weiblichen Hormone über den Urin in die Gewässer und nachfolgend wieder ins Trinkwasser, wo sie auch von Männern (!) aufgenommen werden. An dieser Stelle sollte angemerkt werden, dass auch bei Menschen in den letzten Jahrzehnten immer mehr Probleme mit der Reproduktion erscheinen, welche gemäß den Ergebnissen zahlreicher Studien auf die Umweltfaktoren zurückzuführen sind.[69][70][71]

Endokrine Disruptoren können durch ihre Störung des Hormonsystems zu verschiedenen Erkrankungen führen, neben gynäkologischen Beschwerden wie Unfruchtbarkeit oder Zysten sind das etwa Schilddrüsenstörungen, eine verzögerte Entwicklung des Gehirns, ein niedrigerer IQ und letztendlich auch Krebs.

Bisphenol A

Bisphenol A, ein Polykarbonat, das sehr widerstandsfähig ist, wird zur Herstellung von Plastikprodukten verwendet (Flaschen, Dosen, Geschirr, Dämmstoff in der Bauindustrie usw.). Seine Schädlichkeit und diesbezügliche Empfehlungen bringe ich Ihnen im Kapitel 18.3. „Trinkwasserqualität" auf der Seite 147 nahe.

Phtalate

Phthalate werden in der Kunststoffindustrie häufig verwendet, da sie die Biegsamkeit und Geschmeidigkeit von Plastikprodukten erhöhen. Sie haben negative Auswirkungen auf Leber, Nieren, Lunge und die Gerinnungsfähigkeit des Blutes. Sie gelten auch als Risikofaktoren für die Entstehung von Allergien und Asthma – und das nicht nur im Säuglings- und Kindesalter, sondern auch epigenetisch! Das heißt, dass die Exposition der Mutter gegenüber Phthalaten die allergische Entzündung noch in den nächsten zwei Generationen fördert![72] Phthalate kommen oft in Kinderspielzeugen aus weichem Kunststoff, in Schnullern, Schulhilfsmitteln, Duschvorhängen, Hefthüllen, usw. vor.

Empfehlung: Verzichten Sie auf so viele Kunststoffprodukte wie möglich. Nützen Sie, wenn möglich, Produkte aus natürlichen Materialien wie Holz, Glas oder Keramik. Achten Sie auf jeden Fall auf die Zusammensetzung und suchen Sie vor allem bei Kinderprodukten nach solchen, die die Bezeichnung „BPA-frei" oder „Phthalate-frei" tragen.

Triclosan

Triclosan ist ein Desinfektionsmittel, das in Seifen, Deodorants, Rasierschaum, Zahnpasten und vielen Reinigungsprodukten beigefügt wird. Es kommt vor allem immer öfter dort zum Einsatz, wo seine antibakterielle und antimykotische Wirkung genutzt werden kann: Kinderspielzeuge, Geschirr, Bettwäsche, Socken und sogar Matratzen. Auch Triclosan ist ein endokriner Disruptor.

Empfehlung: Suchen Sie nach Reinigungsprodukten und Kosmetika, die kein Triclosan enthalten. Es gibt in Deutschland und anderen EU-Ländern eine große Auswahl von natürlichen Reinigungsmitteln, Waschmitteln und Kosmetika, die ökologisch, gesundheitsfreundlich und herrlich effektiv sind sowie toll riechen.

Dioxine

Dioxine sind eine umfassende Gruppe von hoch toxischen Substanzen, die nicht alleine hergestellt werden, sondern ein Nebenprodukt anderer industrieller Prozesse sind. In die Luft gelangen Dioxine durch Holz-, Kohl- und Abfallverbrennung und durch Verbrennung von mit Chlor gebleichten Papier. Das Bleichen von Papier mit Chlor verursacht auch eine Kontamination des Wassers. Aus der Umwelt kommend gelangen Dioxine in die Organismen, wo sie sich in der Leber, im Fett und in der Milch ansammeln. Ihre Halbwertszeit beträgt 7 Jahre, weshalb die sich im Organismus befindliche, absolute Menge mit zunehmendem Alter also steigt. 95 % der aufgenommenen Dioxine stammen von der tierischen Ernährung: Fleisch, Fisch, Milch.

Dioxine können Beschädigungen der Haut, Leber und des Immunsystems, aber auch neurologische Störungen verursachen. Manche Studien deuten auf einen Zusammenhang mit sexuellen und hormonellen Störungen (Unfruchtbarkeit, verzögerte Entwicklung) hin. Dioxine senken den Spiegel von männlichen Hormonen und Insulin und beeinflussen darüber hinaus auch den Spiegel von Schilddrüsenhormonen!

Empfehlung: Geben Sie ungebleichten Produkte den Vorzug. Ökologisches Papier enthält ungefähr nur ein Drittel der Dioxine, die in gebleichtem Papier zu finden sind. Von besonderer Bedeutung ist das bei der Intim-Hygiene von Frauen. Es gibt viele Frauen, bei denen herkömmliche, gebleichte Tampons und Binden die spezielle Zeit des Monats deutlich verschlimmern. Es gibt jedoch Alternativen, die zur eigenen Gesundheit und auch zur Umwelt weitaus respektvoller sind: ökologische, ungebleichte Produkte auf Baumwollbasis, Stoffbinden oder Menstruationskappen.

Der Verzehr von tierischer Nahrung sollte wegen der Gefahr der angesammelten Dioxine und anderer Schadstoffe am besten reduziert werden, was aber auch aus anderen Gründen bei Neurodermitis empfehlenswert ist.

Pestizide und Herbizide

Die Schädlichkeit von Pestiziden und Herbiziden ist weithin bekannt und auf das Problem der „Cocktailwirkung" verschiedener gesetzlich zugelassenen Mengen wurde ebenfalls bereits hingewiesen. Deswegen beschränke ich mich auf die folgende Feststellung: Wenn ein Stoff andere Lebewesen töten kann, schadet es *jedem* Lebewesen. Beweise von Landwirten, die mit diesen Stoffen tagtäglich arbeiten, gibt es genug.

Empfehlung: Pestizide und Herbizide sind in der Regel nicht wasserlöslich, sondern nur fettlöslich. Das heißt, sie können die Äpfel solange waschen, wie Sie wollen, aber die Chemikalien kriegen Sie nie weg. Die einzige Möglichkeit ist entweder Bioprodukte zu kaufen, oder selbst im Garten Obst und Gemüse zu züchten. Die am meisten mit den Chemikalien belasteten Früchte sind traditionell Weintrauben und alle kleineren Früchte wie Blaubeeren oder Himbeeren (wahrscheinlich wegen der größeren Gesamtoberfläche). Diese Früchte sollten Sie ausschließlich in Bioqualität kaufen.

Keine Sojamilch!

An dieser Stelle möchte ich nochmal darauf hinweisen, dass **Soja ein Phytoöstrogen ist**. Phytoöstrogene sind im Vergleich zu den Xenoöstrogenen zwar natürlich und kommen in vielen Pflanzen vor (Soja, Bockshornklee, Pueraria mirifica...), aber es handelt sich noch immer um exogene hormonelle Substanzen, die dem Körper zusätzlich zugeführt werden! Deswegen **eignet sich Sojamilch auf keinen Fall als täglicher Ersatz für Kuhmilch,** deren Verzehr Sie hoffentlich schon eingeschränkt oder beendet haben. Zum Ersatz von Kuhmilch eignet sich Mandelmilch, Kokosnussmilch und in kleineren Mengen auch Ziegenmilch. Beachten Sie, dass ebenso andere Produkte, die oftmals als gesund bekannt sind, aus Soja hergestellt werden und Quellen von Phytoöstrogenen sind (Tofu, Tempeh, Miso...).

(Phytoöstrogene sind nicht pauschal schlecht und können bei Frauen sogar zur Behandlung von manchen Beschwerden eingesetzt werden, doch ihre Aufnahme muss den genauen aktuellen Hormonwerten angepasst sein. Auch bei Frauen kann eine übermäßige Zufuhr von Phytoöstrogenen schädlich sein und zu schmerzhaften Brüsten, Zysten an den Eierstöcken, Stimmungsschwankungen und anderen gynäkologischen Beschwerden führen – so, wie es viele Pillen tun. Bei Männern können Phytoöstrogene ähnliche Probleme wie die obengenannten Xenoöstrogene verursachen, d. h. erhöhte Werte von weiblichen Hormonen und damit verbundene Unfruchtbarkeit, Brustwachstum, in prä- und postnataler Zeit eine gestörte Entwicklung von Geschlechtszügen usw.)

10.2. KOSMETIK UND REINIGUNGSMITTEL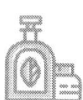

Unsere Haut kommt mit Kosmetika, Reinigungs- und Waschmitteln in direkten Kontakt, weshalb das Thema bei Neurodermitis von besonderer Bedeutung ist. In Kosmetika enthaltene Stoffe werden direkt absorbiert, doch auch unsere Bekleidung enthält Spuren von Waschmitteln, die die Haut reizen können. Schließlich kommen wir alle mit Reinigungsmitteln in Kontakt, und dies auch dann, wenn wir den Haushalt gar nicht selbst sauber machen. Chemikalien aus den Reinigungsmitteln bleiben nämlich auf Oberflächen und verdampfen teilweise in die Luft und gelangen somit in unsere Atemwege.

Heutzutage können Sie für den Haushalt hochwertige ökologische Wasch- und Reinigungsmittel kaufen, die aus natürlichen Bestandteilen hergestellt und ökologisch abbaubar sind. Man braucht keine giftigen Chemikalien, um den Boden sauber machen zu können, und ebenso ist es nicht notwendig, die Wäsche mit chemischen Düften einzulassen, wenn sie genauso gut in heißem Wasser mit natürlichen Waschmitteln gewaschen werden könnten! Kaufen Sie ausschließlich Produkte, die frei von Silikonen, Erdölderivaten und Duftstoffen sind.

> **Stoffe, die der Umwelt schaden, schaden auch dem Menschen (und umgekehrt)!**

Die Kosmetik ist gerade bei der Neurodermitis ein spezielles Thema. 60 % der Stoffe, die wir auf die Haut auftragen, werden absorbiert. Trotzdem nutzen viele Menschen Kosmetika, die Gifte enthalten. Die folgenden Zusatzstoffe sollten Sie meiden.[73]

Parabene

Parabene dienen in der Kosmetik als Konservierungsmittel, weil sie das Wachstum von Bakterien und Pilzen verhindern. Bei täglicher Nutzung können sie das Risiko von Allergien steigen oder die Haut reizen. Außerdem sind sie Xenoöstrogene und greifen in den Hormonhaushalt ein.

Phtalate

Die Schädlichkeit von Phtalaten habe ich schon auf Seite 95 vorgestellt. Auf dem Etikett werden sie als DBP oder DEP bezeichnet. Sie können sich aber auch aus den Plastikdosen in alkoholenthaltende Kosmetikmittel auslösen.

Natriumlaurylsulfat (engl. sodium lauryl sulfat; SLS) und Natriumlaurethsulfat (engl. sodium laureth sulfat; SLES)

Diese entfettenden Schaumbildner befinden sich in den meisten Shampoos und Duschgels, denn sie geben den Mitteln ihre Wascheigenschaften. Sie haben eine stark hautreizende Wirkung und sollten deswegen bei Neurodermitis und Allergien vermieden werden.

Propylenglykol (PG)

Dieser Stoff hat feuchtende Eigenschaften und wird in Shampoos, Deodorants, Cremen und viele weitere Kosmetikprodukte hinzugefügt. Er dringt sehr leicht durch die Haut durch, hat eine hautreizende Wirkung und kann allergische Reaktionen auslösen. Weil er die Haut durchlässig macht, können alle andere chemische Inhaltsstoffe des Shampoos schnell in den Körper gelangen, was zu Nieren-, Leber- und auch Gehirnschaden führen kann.

Polyethylenglykol PEG (Tensid)

Es handelt sich um eine potenziell krebserregende und fruchtschädigende Substanz, die in sehr vielen Produkten Verwendung findet.

Silikone

Silikone haben die Fähigkeit, die Haare wieder glatt, glänzend und schön zu machen, indem sie um jedes einzelne Haar einen feinen Film bilden. Allerdings versiegeln sie dabei auch die Kopfhaut, die dann nicht atmen kann. Die Kopfhaut kann die Schadstoffe nicht mehr ausscheiden, wodurch an anderen Stellen diverse Hautprobleme, unreine Haut usw. entstehen können.

Duftstoffe/Parfüms

Auf vielen Kosmetikprodukten finden Sie unter den Inhaltsstoffen auch Parfüm, das dem Produkt einen Duft verleiht. Die Parfüms bestehen aus vielen synthetischen Chemikalien, die Kopfschmerzen oder Reizung der Haut und

Atemwege verursachen können. Bei Neurodermitis sollten Sie parfümierte Produkte vermeiden.

Aluminium

Die Toxizität von Aluminium wurde erforscht, nachdem die Arbeiter in den Aluminiumfabriken angefangen haben, das Gedächtnis zu verlieren und Symptome hatten, die ähnlich jenen der Alzheimer-Krankheit waren.[74] Es wurde ebenso festgestellt, dass sich bei Menschen mit Alzheimer-Krankheit im Gehirn viel mehr Aluminium befindet als bei gesunden Menschen.[75] Das hat dazu geführt, dass Geschirr und Besteck aus Aluminium aus unseren Küchen verschwunden ist. Allerdings ist er immer noch Bestandteil vieler Produkte, vor allem von Deodorants, Sonnencremen und Lebensmittelverpackungen, wobei die Absorption aus der Nahrung und durch die Haut als sehr niedrig angegeben wird (ca. 0,3 %).

Die Neurotoxizität des Aluminiums wurde aber klar bewiesen.[76] Es wird geforscht, ob Aluminium als Adjuvans in Impfungen zur Entwicklung von Autoimmunerkrankungen führen kann, da es als Antigen agiert.[77][78] Das Thema bleibt umstritten, allerdings sollten wir dem Prinzip der präventiven Vorsicht folgen: Was nicht definitiv unschädlich ist, sollten wir vermeiden. Aluminium kommt im Körper nicht von Natur aus vor und wird für keinen biologischen Prozess benötigt.[79]

Vermeiden Sie also Deodorants und andere Produkte, die Aluminium enthalten. Heutzutage gibt es viele Aluminium-freie Alternativen auf dem Markt.

Zusammenfassung:

Tragen Sie nichts auf der Haut, das Sie nicht essen würden. Es gibt bereits viele biologische Cremen, Duschgels und Shampoos **auf natürlicher Basis**, sodass Sie zu Hause keine Kosmetik nach traditionellen Rezepten herstellen müssen.

10.3. LICHTVERSCHMUTZUNG

Als Lichtverschmutzung bezeichnet man die Aufhellung des Nachthimmels durch künstliche Lichtquellen. Dadurch ist es in der Nacht nicht dunkel, sondern hell. Besonders stark merkt man dies in großen Städten, die dann auf Bildern vom Weltraum aus wie große Lichtzentren aussehen. Was hat das mit Neurodermitis zu tun?

Neurodermitis ist oft mit Schlaflosigkeit und psychischen Problemen verbunden, die mit dem Juckreiz im Zusammenhang stehen. Deswegen ist es empfehlenswert, gute Schlafbedingungen zu schaffen.

Während des Schlafens wird im Körper das Hormon Melatonin aufgebaut, das neben seiner Funktion zur Synchronisierung der inneren Uhr ein leistungsfähiger Radikalfänger und ein Antioxidationsmittel mit breitem Wirkungsspektrum ist; u. a. hemmt es die Entwicklung von bösartigen Tumoren.[80] Die Melatoninkonzentration erreicht ihr Maximum gegen drei Uhr morgens und wird durch Tageslicht gebremst. Zur Ausschüttung von Melatonin kommt es nur bei Dunkelheit. Ein zu niedriger Melatoninspiegel kann mit Schlafstörungen einhergehen. Mit anderen Worten, wenn unser Schlafplatz dauerhaft auch in der Nacht durch Straßenlaternen oder weitere Lichtquellen beleuchtet wird, kann es zu einem Melatoninmangel und nachfolgend zu Schlaflosigkeit, Müdigkeit und psychischen Störungen kommen.

Es ist sehr wichtig, einen regelmäßigen Biorhythmus zu haben und immer zur gleichen Zeit schlafen zu gehen. Dunkelheit ist eine Voraussetzung für gesunden Schlaf.

Schritt 4: Gene

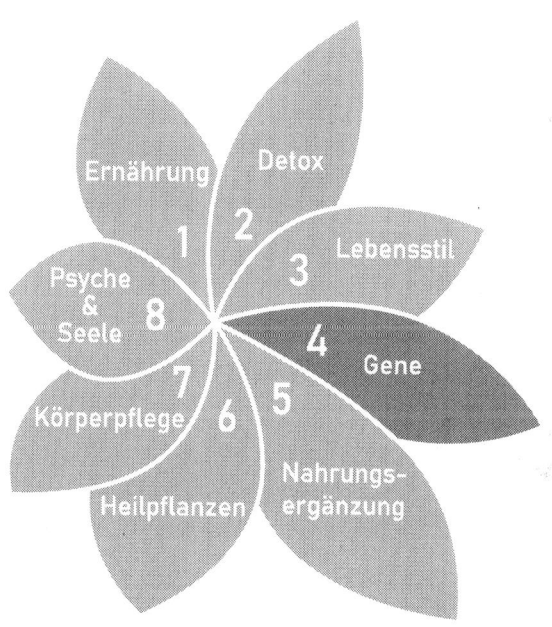

11. FÖRDERUNG DER FLG-EXPRESSION

Die Barrierestörung der Haut ist bei Neurodermitis auf die **Mutationen im Filaggrin-kodierenden Gen (FLG) zurückzuführen.** Der Mangel an Filaggrin verursacht schuppende, trockene Haut und führt zu einem dreifach erhöhten Risiko, an Neurodermitis zu erkranken. FLG-Mutationen sind der stärkste Risikofaktor für Neurodermitis, der bisher belegt werden konnte.

Während die klassische Schulmedizin Neurodermitis-Symptome mit Kortikoiden behandelt und auf die Unterdrückung der Symptome abzielt, setzt die übliche Natur- und Kräutermedizin einen Schritt davor an: sie behandelt die Hautbarrierestörung, den Wasser- und Fettverlust in der Haut, die allergische Reaktion. Um die Neurodermitis von Grund auf zu heilen, muss man die Ursache aber noch eine Ebene tiefer behandeln: auf der Ebene der Gene.

Eine Einwirkung auf das FLG-Gen ist jetzt das Maximum, was man mit Neurodermitis auf der körperlichen Ebene tun kann. Die Mutation dieses Gens ist natürlich durch verschiedene Faktoren verursacht und am besten wäre es, die genetischen Defekte vorzubeugen. Im Rahmen eines üblichen Menschenlebens sind wir jedoch normalerweise nicht in der Lage, die Gene völlig umzukehren, denn die genetische Struktur und ihre vorgesteuerte Funktionalität ist mitunter das Ergebnis der Lebensqualität unserer Vorfahren. Ich bin zwar überzeugt, dass es möglich ist, die genetische Struktur selbst spontan zu verändern, aber nur auf einem sehr hohen spirituellen Bewusstseinsniveau. In diesem Buch behalten wir für den Moment beide Füße auf dem Boden und konzentrieren uns auf die epigenetische Steuerung der FLG-Funktion, denn neue wissenschaftliche Studien deuten darauf hin, dass die Erhöhung des Filaggrin-

Spiegels um 5–10 % gute klinische Ergebnisse bei Patienten mit trockener Haut und Atopie aufweisen könnte.[81]

Unser Ziel ist also eine Förderung der Genexpression, die zu einem erhöhten Filaggrin-Spiegel führen wird. Das stellt die tatsächliche Heilung, aber auch die Prophylaxe dar.

Es wurden schon mehrere chemische Stoffe vorgestellt, die die FLG-Expression unterstützen. Die zwei effektivsten bekannten sind die Oleanolsäure und die Ursolsäure – pentacyklische Triterpene, die natürlich in vielen medizinischen Pflanzen vorkommen. Eine koreanische Studie hat im Jahr 2007 gezeigt, dass die beiden Säuren die Hautbarrierefunktion verbessern, indem sie die FLG-Expression beeinflussen.[82] Die Oleanolsäure steigert die Produktion der Proteine PPAR-alpha, Involucrin, Loricrin und Filaggrin zweifach, die Ursolsäure dann dreifach. Als Folge wird die Barrierefunktion der Haut gefördert und die Differenzierung von Keratinozyten (durch PPAR-alpha) hervorgerufen. Eine spätere Studie, ebenfalls aus Korea, hat im Jahr 2013 die Wirkung von Oleanolsäure konkret im Bezug zu Neurodermitis erforscht und es wurde belegt, dass sie tatsächlich die Symptome der Neurodermitis und der Kontaktdermatitis hemmt und dass sie auch bei anderen Hauterkrankungen hilfreich sein könnte.[83]

In der Neurodermitis-Therapie ist es am besten, wenn die beiden Säuren gleichzeitig eingesetzt werden.

11.1. QUELLEN DER URSOLSÄURE

Äpfel

Ursolsäure befindet sich vor allem in der Apfelschale, aber heutzutage sind die Äpfel meist stark mit Pestiziden belastet. Das Thema der Umweltverschmutzung und Lebensmittelentwertung wurde schon in diesem Buch vorgestellt, deshalb werde ich an dieser Stelle nur darauf hinweisen, dass Sie nur Gemüse und Obst in Bioqualität essen sollten, welches nicht mit einer

Schicht voller Chemikalien belastet ist. Am besten sind (Bio-)Äpfel aus dem eigenen Garten!

Tulsi, bzw. Heiliges Basilikum (Ocimum tenuiflorum)

Tulsi ist in der ayurvedischen Heilkunst seit Jahrtausenden als ein wichtiges Lebenselixier mit einem breiten Anwendungsbereich bekannt. In Europa ist es vor allem für seine Wirkung auf den Magen-Darm-Trakt bekannt. Es hilft bei der Verdauung und hat krampflösende, antibakterielle und beruhigende Eigenschaften. Bei Neurodermitis ist diese Pflanze besonders günstig, weil sie gleichzeitig den Verdauungstrakt stabilisiert, antioxidativ gegen Stress wirkt und einen hohen Gehalt an Ursolsäure hat, die die Filaggrin-Produktion steigert.

Am besten trinken Sie täglich zwei bis drei Tassen Tulsi-Tee. Übergießen Sie einen Teelöffel **Tulsi mit grünem Tee** mit heißem Wasser und lassen das Ganze 3–5 Minuten ziehen. Sie können Tulsi auch mit anderen Kräutern kombinieren, aber eine **ausreichende Zufuhr von grünem Tee ist wichtig**, um das Gleichgewicht des Enzyms COX1 in der Haut zu bewahren. Tulsi alleine hätte nämlich langfristig einen zu niedrigen Spiegel des Enzyms COX1 zur Folge. (Das Enzym COX1 ist unverzichtbar für die Herstellung von Prostaglandin E2, das u. a. die Magensäureproduktion reguliert und überall im Körper die Entzündungsreaktionen steuert. Bei einem dauerhaften Mangel an COX1 treten Magen-, Nieren- und andere Probleme auf.)

Boswellia serrata (Weihrauch)

Boswellia wurde in der Volksmedizin gegen Arthritis, Gelenkschmerzen, Hepatitis oder Entzündungen benutzt. Manche Quellen erwähnen auch ihre Anwendung gegen Faltenbildung und Hautentzündungen, was auf die nutzbaren Eigenschaften bei der Hautbehandlung hinweist.

Zu den Inhaltsstoffen von Boswellia zählen Boswellinsäuren. Die α-Boswellinsäure enthält den 12-Oleanen-Grund-Skelett und ähnelt somit der Oleanolsäure, während die β-Boswellinsäure und Ketoboswellinsäure vom 12-Ursen abstammen und ihre chemische Struktur deswegen der Ursolsäure ähnlich ist.[84]

Für eine effektive systemische Behandlung nehmen Sie Boswellia am besten in Kapseln zu sich (dreimal täglich zwei Kapseln vor dem Essen). Zusätzlich können Sie Boswellia auf dem Markt auch als Bestandteil verschiedener Cremen und Salben finden. Nebenwirkungen sind sehr selten.

Ursolsäure befindet sich in niedrigeren Konzentrationen auch in **Blaubeeren, Trauben-Silberkerze** *(Actaea racemosa)*, **Pfefferminze** *(Mentha × piperita)*, **Rosmarin** *(Rosmarinus officinalis)* und in weiteren Kräutern. Für die Neurodermitis-Behandlung sind die Ursolsäurekonzentrationen allerdings eher nicht ausreichend.

Es ist auch möglich, die Extrakte der Ursolsäure aus anderen Pflanzen zu verwenden, doch leider sind sie in Europa oft nicht erhältlich. Zu solchen zählt die **Schwarznessel** *(Perilla frutescens)*, ein traditionelles japanisches Gewürz.

11.2. QUELLEN DER OLEANOLSÄURE

Boswellia serrata (Weihrauch)

Die chemische Struktur der Wirkstoffe in Boswellia wurde oben vorgestellt. Sie ist bei Neurodermitis besonders gut geeignet, da sie die beiden wichtigen Säuren enthält.

Ginsengwurzel (Panax ginseng)

Die Hauptwirkstoffe des Ginsengs sind sogenannte Ginsenoside, unter anderem gehören dazu auch Oleanolsäuren. Ginseng ist ein Adaptogen und hat eine ausgleichende Wirkung auf Körper und Seele. Bereits in der traditionellen chinesischen Medizin wurde Ginseng in Cremen und Salben äußerlich angewendet. Er wirkt durchblutungsfördernd, revitalisierend und verjüngend. Die Kollagenproduktion wird stimuliert und verringert dadurch die Faltenbildung.

Der Anteil an Oleanolsäure sorgt für den positiven Effekt bei Neurodermitis-Symptomen.

Es gibt zwei verschiedene Produkte, die Sie kaufen können:

- Weißer Ginseng *(Panax ginseng C. A. Meyer)* oder
- Roter Ginseng *(Panax ginseng)*.

Der weiße ist der originale Ginseng. Roter Ginseng ist eine spezielle Konservierungsform des weißen Ginsengs: die weiße Wurzel wird erst nach mindestens 6 Jahren geerntet, nach Größe sortiert, bereinigt und nachfolgend heißem Wasserdampf (120–130 °C) ausgesetzt. Deshalb wird die Wurzel rot. Roter Ginseng ist also nichts anderes als weißer Ginseng, der einer zusätzlichen Verarbeitung unterzogen wurde, wodurch auch eine Preissteigerung verursacht wird.[85] Weißer Ginseng hingegen wird gleich nach der Ernte getrocknet und dann in pulverisierter Form angeboten.

Während der Verarbeitung von rotem Ginseng werden die Wirkstoffe angeblich wirksamer, doch leider werden in diesem Prozess auch manche Enzyme zerstört. Weil der Gehalt an wertvollen Wirkstoffen mit dem Alter der Wurzel steigt, darf der rote Ginseng erst nach 6 Jahren geerntet werden. Passen Sie beim Kauf also hauptsächlich auf das Alter der Wurzel auf. Den Ginseng kaufen Sie am besten in Form von Kapseln.

Olivenblätter (Olea europaea)

In den Laubblättern des Olivenbaums kommt neben anderen Triterpenen Oleanolsäure vor. Dabei ist der Anteil wesentlich höher als im Olivenöl. Im Bereich der volksheilkundlichen Medizin werden die Blätter vor allem zur Regulation des Bluthochdrucks benutzt.

Für die unterstützende systemische Anwendung bei Neurodermitis eignet sich ein Teeaufguss mit Olivenblättern. Überbrühen Sie hierzu 3 Teelöffel der Olivenblätter mit einer Tasse heißem Wasser. Lassen Sie den Tee 10 Minuten lang zugedeckt ziehen und filtrieren Sie die Blätter anschließend ab. Trinken Sie 2–3 Tassen täglich.

Oleanolsäure befindet sich in kleineren Mengen auch im **Knoblauch** und **Olivenöl.**

11.3. DIE MAGISCHE FORMEL

Alle oben aufgelisteten Quellen beider wünschenswerten Säuren können kombiniert werden, wobei die folgenden zwei Kombinationen besonders wirksam sind:

Option 1:	**Boswellia + Tulsi + Ginseng**
Option 2:	**Boswellia + Tulsi + Rosmarin**

Laut mehrerer Studien gibt es zahlreiche weitere Pflanzen, die die Ursol- und/oder Olcanolsäure enthalten, die aber nicht im Zusammenhang mit Neurodermitis erforscht wurden.[86] Außerdem sind die Extrakte aus diesen Pflanzen oftmals schwer auf dem Markt zu finden. Als Beispiel können die folgenden Pflanzen angeführt werden:

- *Olea ferruginea*

- *Ramaria stricta* (Steife Koralle)

- *Aralia elata* (Japanische Aralie)

- *Eugenia jumbolana* (Jambulbaum)

- *Liquidambar formosana* (Taiwanesischer Amberbaum)

- *Pistacia terebinthus galls* (Pistazie)

- *Beta vulgaris* (Gemeine Rübe)

- *Kochiae fructus*

- *Couepia polyandra*

- *Rosa woodsii* (die Blätter)

- *Phoradendron juniperinum*

- *Plantago major*

- *Ludwigia octovalvis*

11.4. KOKOSÖL

Neben der allgemeinen Nützlichkeit des Kokosöls kann es auch zur gewünschten FLG-Expression beitragen.

Eine Studie aus dem Jahr 2017 hat gezeigt, dass Kokosöl die **Expression solcher Gene fördert, die für wichtige Proteine kodieren: Filaggrin (FLG), Involucrin (IVL), Aquaporin (AQP-3).**[87] Diese sind für die Differenzierung der Keratinozyten (Hautzellen) und für eine gute Funktion der Hautbarriere wichtig.

Die innerliche sowie äußerliche Nutzung von Kokosöl ist für eine Verbesserung der Neurodermitis empfehlenswert. Sie können nichts falsch machen, wenn Sie es beim Kochen und Braten nutzen, wenn Sie regelmäßig einen Teelöffel einfach so nehmen (es ist übrigens ein wirksames Desinfektionsmittel, das beim Lutschen sehr gut gegen Karies wirkt!), oder wenn Sie es als Creme verwenden. Wählen Sie immer die Produkte, die als *„ Virgin"* gekennzeichnet sind.

Schritt 5: Nahrungsergänzung

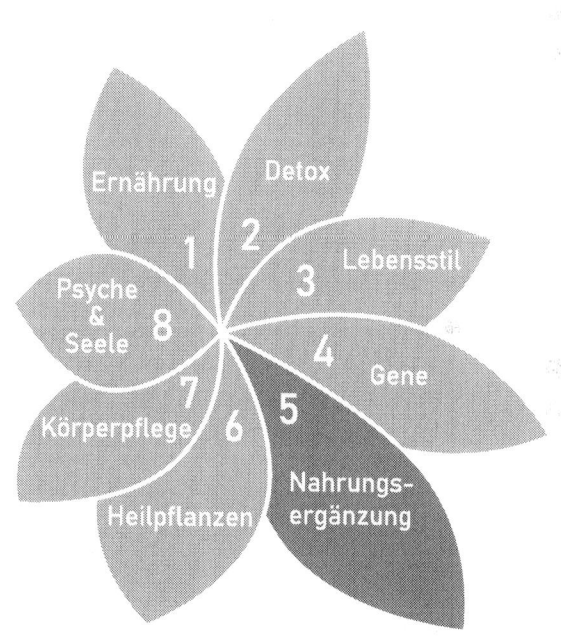

12. NAHRUNGSERGÄNZUNGS-MITTEL

Um gesund zu sein, braucht jeder Körper eine ganz individuell ausgeglichene Zufuhr aller Stoffe, die er für seine Prozesse benötigt. Wichtig ist also eine abwechslungsreiche Ernährung, damit es zu keinem Mangel kommt. Manche Stoffe sind allerdings für die Haut, beziehungsweise für eine erfolgreiche Behandlung von Neurodermitis besonders wichtig. In diesem Kapitel werden Vitamine, Mineralstoffe, Spurenelemente und andere natürliche pflanzliche Präparate aufgelistet, die bei Neurodermitis hilfreich sein können.

Selbstverständlich ist es immer besser, wenn die benötigten Stoffe natürlich in der Nahrung beinhaltet sind. Heutzutage lässt sich der Vitaminbedarf aber selbst bei gesunden Menschen oftmals nicht mühelos durch eine vielfältige und gesunde Ernährung decken. Gemüse, Obst und andere pflanzliche Lebensmittel werden flächenhaft mit Düngemitteln, Sprühmitteln und durch genetische Modifizierung behandelt und häufig noch unreif abgeerntet, was ihren Nährwert reduziert.

Deswegen ist es besonders bei einer Erkrankung vorteilhaft, die Zufuhr mit Nahrungsergänzungsmitteln zu unterstützen. Trotzdem werde ich nachfolgend zusätzlich zu den Vitalstoffen auch ihre natürlichen Quellen auflisten.

Ihren individuellen Bedarf können Sie beim Arzt oder Apotheker abklären lassen – es sollte immer auf die empfohlene Dosierung geachtet werden, da manche Vitamine auch zu einer Überdosierung und damit verbundenen Problemen führen können.

Vitamin A (Retinol)

Vitamin A hilft beim Aufbau der Hautstruktur, indem es die Bildung von Korneozyten (verhornten Zellen der obersten Hautschicht) unterstützt und die Kollagenproduktion anregt. Es schützt die Haut vor schädlichen UV-Strahlen und wirkt auch als potentes Antioxidans gegen freie Radikale. Freie Radikale sind instabile, aggressive Sauerstoffmoleküle, die gesunde Zellen angreifen und den Alterungsprozess der Haut beschleunigen. Deswegen ist Vitamin A ein wichtiger Bestandteil der meisten Anti-Aging-Cremes. Ein Mangel an Vitamin A führt zu schuppiger, trockener und dickerer Haut.

Eier, Leber, Karotten, Brokkoli, Grünkohl, Spinat, Salate

Vitamin D

In einer in den USA durchgeführten Studie wurde im Jahr 2008 eine Gruppe von Kindern beobachtet, deren Neurodermitis während den Wintermonaten eine Verschlimmerung aufgewiesen hatte. Die Ergebnisse zeigten, dass bei 80 % der Kinder die Zufuhr von Vitamin D zu einer Verbesserung der Symptome geführt hat.[88] 2014 wurde dieses Ergebnis durch eine mongolische Studie bestätigt.[89]

Vitamin D wird mithilfe der UV-Strahlen vom Körper selbst produziert; in der Nahrung ist das Vitamin nur in geringen Mengen vorhanden. Darum eignen sich tägliche Spaziergänge in der Sonne und besonders im Winter Vitamin-D-Kapseln oder Vitamin-D-Öl (als Tropfen). Die beste Form ist Vitamin D_3. Es wird normalerweise aus Lanolin (Wollwachs) hergestellt und ist derselbe Typ, den unser Körper produziert. Dagegen wird Vitamin D_2 oft aus Hefe gemacht und man schätzt, dass es vom Körper ungefähr dreimal schlechter als Vitamin D_3 absorbiert wird.

Ein Vitamin-D-Mangel führt zur Austrocknung der Haut und somit verschlimmert er die Symptome der Neurodermitis. Der Mangel trägt auch oft zu einer chronischen Müdigkeit bei, weswegen eine ausreichende Vitamin-D-Zufuhr besonders in den Wintermonaten wichtig ist.

Lebertran, fettreiche Meeresfische, Pilze, Eier

Vitamin E

Vitamin E hält die Haut jung. Es unterstützt die Regeneration der Hautzellen und erhöht den Kollagen-Gehalt der Haut. Außerdem schützt das Vitamin vor freien Radikalen, die gesunde Zellen angreifen und sie funktionsuntüchtig machen.

Im Jahr 2011 zeigte eine Studie, dass sich die Wirkungen von Vitamin D bei Neurodermitis wesentlich verbessern, wenn es zusammen mit Vitamin E eingenommen wird.[90]

Pflanzliche Öle, Nüsse, Mandeln, Cashewnüsse, Sonnenblumenkerne, Keime, Samen, Avocados, Kohl, Spinat, Spargel

Vitamin C

Vitamin C fördert die Kollagenbildung, reguliert den Feuchtigkeitshaushalt der Haut, festigt das Bindegewebe und schützt vor freien Radikalen. Bei einem Mangel an Vitamin C kann es zu Störungen der Wundheilung kommen. Vor allem beim Alkoholabbau wird viel Vitamin C verbraucht.

Orangen, Zitronen, Beeren, Petersilie, Paprika, Blattgemüse, Brokkoli, Kohl, Kiwi, Wassermelone, Erdbeere

Vitamin B

Vitamin B verbessert den Feuchtigkeitshaushalt und die Zellerneuerung der Haut, Haare und Nägel. Vitamin B_{12} hat in einer Untersuchung in Form von Salbe besonders gute Ergebnisse gezeigt.[91] Nach der Studie hatte die Behandlung der Neurodermitis mit einer Vitamin-B_{12}-Salbe sehr gute Ergebnisse, gute Erträglichkeit und kaum unerwünschte Nebenwirkungen. Das gilt bei den Erwachsenen sowie bei den Kindern.[92] Cremes mit Vitamin B sind auf dem Markt verfügbar, Sie sollten dabei aber auf jeden Fall ein Produkt suchen, das frei von chemischen Duftstoffen, Parabenen und anderen Chemikalien ist.

Obst- und Gemüsesorten wie Avocado, Himbeeren, Tomaten oder Blumenkohl, Nüsse, Haferflocken, Eigelb, Hefe und Leber

Zink

Bei Menschen mit chronischen Ekzemen liegt oft ein Zinkmangel vor. Zink kommt in Haut und Haaren in hohen Konzentrationen vor und wird im Körper für die Umwandlungsprozesse in der Haut benötigt. Es ist also notwendig, um die äußerste Schicht der Haut zu erneuern. Gleichzeitig ist Zink aber auch ein hochwertiger Nährstoff für einen gesunden Darm, weil es die Verbindungen zwischen den Zellen stärkt und verengt, und somit eine gestörte Darmbarriere (Leaky-Gut-Syndrom) vorbeugt (siehe Kapitel 7.2. „Gluten" auf der Seite 54).[93]

Zink wird im Körper am besten verarbeitet, wenn sie es kurz vor dem Schlafen zu sich nehmen (falls Sie es als Nahrungsergänzungsmittel einnehmen).

Mandeln, Pekannüsse, Krevetten, Kürbiskerne, Sonnenblumenkerne, Haselnüsse

Selen

Selen schützt die Haut. Ein Selenmangel lässt sich an Infektanfälligkeit, Muskelschwäche, Nagelveränderungen (wie weiße Flecken), Haarausfall und trockener Haut erkennen.

Paranüsse, Kokosnuss, Fische, Rinderfilet

Echinacea (Sonnenhut)

Die Echinacea ist als altbewährte Heilpflanze bekannt, die gegen eine Reihe von Krankheiten hilfreich sein kann. Sie fördert das Immunsystem nachhaltig und regt somit auch das menschliche Wohlbefinden positiv an. Bei Neurodermitis stärkt sie den Körper und unterstützt die Heilung der Wunden.

Sibirischer Ginseng (Eleutherococcus senticosus)

Sibirischer Ginseng ist ein allgemeines entzündungshemmendes Stärkungsmittel und hat eine sehr komplexe Wirkung auf das gesamte Immunsystem.

Er ist ein Adaptogen, was die Fähigkeit bezeichnet, den Körper an veränderte Bedingungen anzupassen (adaptieren). Bei Neurodermitis kann er hauptsächlich bei der Entgiftung des Körpers helfen, indem er Leber und Niere stärkt. Er ist ein Antioxidans und wirkt gegen die Alterung der Haut: Dank dem Ginseng verliert die Haut ihre Feuchtigkeit und Spannkraft nicht. Außerdem wirkt sich der sibirische Ginseng positiv auf die Psyche aus und eliminiert Stress, der ebenfalls als ein wichtiger negativer Reiz bei Neurodermitis gilt.

Chlorella

Chlorella ist ein Wundermittel für einen gesunden Darm. Dabei handelt es sich um eine Süßwasseralge, die die Leberzellen vor unzähligen Giften schützt, die tagtäglich in den Körper gelangen. Ihre antioxidativen Kräfte schützen den Körper vor den Auswirkungen freier Radikale, hemmen Entzündungen und leiten die Giftstoffe durch den Darm ab. Chlorella schützt die Zellwände vor enzymatischer Zerstörung eindringender Bakterien, was besonders bei Neurodermitis für den Darm wichtig ist. Dazu unterstützt sie sämtliche Heilprozesse.

Zu hohe Mengen können einen Durchfall hervorrufen, deswegen sollten Sie mit einer niedrigen Dosis anfangen.

Omega-3-Fettsäuren

Diese wertvollen essenziellen Fettsäuren, die sich hauptsächlich im Fischöl befinden, haben eine starke entzündungshemmende Wirkung. Eine Reihe klinischer Studien belegt den positiven therapeutischen Effekt von ω-3-Fettsäuren bei atopischen Erkrankungen.[94] Aus den ω-3-Fettsäuren werden in der Haut antimikrobiell wirksame Lipide gebildet, die auch davor schützen, dass zu viel Wasser über die Haut entweicht. Ihre bei der Neurodermitis herabgesetzte Synthese ist eine der Ursachen für die Anfälligkeit für Hautinfektionen.[95]

Außerdem verbessern ω-3-Fettsäuren die Stimmung, reduzieren Stress und bringen viele andere Vorteile für die Neurodermitis-Behandlung wie Angstminderung oder Depressionslinderung.[96]

Eine Dosierung von 2 bis 6 Gramm pro Tag kann deutliche Verbesserungen des Hautbildes bringen.

Probiotika

Probiotika sind gute Bakterien, die im Darm die Entzündung und ungewollte Vermehrung der bösen Bakterien kontrollieren. Die Intestinalflora hat einen wesentlichen Einfluss auf die Barrierefunktion des Darms und deshalb sind die Probiotika ein unersetzlicher Teil der Neurodermitis-Therapie.[97]

Als Therapiemittel für Neurodermitis wurden die Probiotika *Lactobacillus salivarius* und *L. rhamnosus* erforscht. Bereits nach 4 Wochen wurden wesentliche Verbesserungen und eine Milderung des Juckreizes beobachtet.[98] Auch bei Kindern mit erhöhtem Risiko einer Neurodermitis-Entwicklung haben sich Probiotika als wirksame Prävention bewiesen.[99] Grundsätzlich sollten aber auch andere Probiotika ähnliche Effekte haben. In Nahrungsergänzungsmitteln gibt es in der Regel gleich mehrere Sorten.

Probiotika können Sie in Form von Kapseln kaufen, aber für einen gesunden Darm reicht es auch aus, regelmäßig ein Joghurt zu essen – am besten nicht aus Kuhmilch, sondern aus Kokosnuss-, Mandel- oder Ziegenmilch. Dabei muss man aber auf den Zuckergehalt aufpassen!

Wenn Sie die Probiotika als Nahrungsergänzungsmittel in Kapselform kaufen, wählen Sie Probiotika mit zumindest 22 Milliarden Organismen und lagern Sie sie im Kühlschrank.

Schritt 6: Heilpflanzen

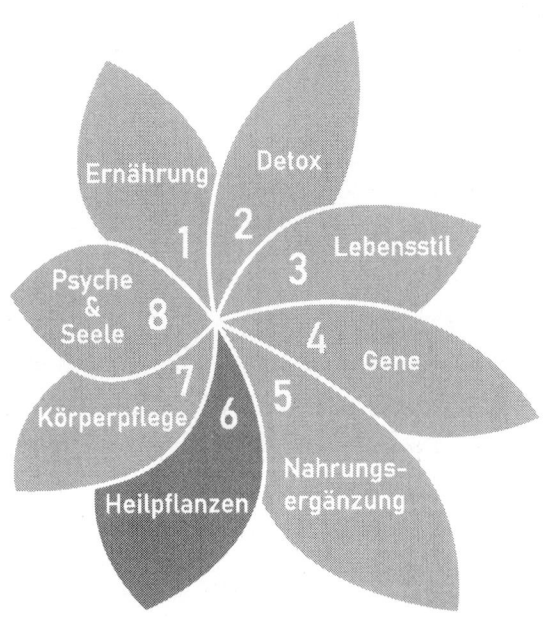

13. HEILPFLANZEN

Heilpflanzen sind ein wichtiger Bestandteil der Neurodermitis-Therapie. Manche haben dank ihrer entzündungshemmenden, antibakteriellen, beruhigenden und regenerativen Eigenschaften eine lange Anwendungstradition, andere wurden im Rahmen der Neurodermitis-Therapie erst neulich durch wissenschaftliche Forschung „entdeckt".

Ich liste hier alle Heilpflanzen auf, deren positive Auswirkung bei der Behandlung der Neurodermitis entweder aus Erfahrung der Volksmedizin, meiner eigenen Erfahrung oder aus wissenschaftlichen Forschungen bekannt ist. Es sei angemerkt, dass es wahrscheinlich viele weitere Pflanzen gibt, die bei Neurodermitis womöglich auch gute Ergebnisse erzielen könnten, aber ich halte die hier aufgelisteten für hinreichend, weil es nicht um Quantität, sondern Qualität geht. Es ist nicht notwendig, alle Kräuterbäder oder Salben morgens und abends zu verwenden – das wäre sogar kontraproduktiv. Verstehen Sie dieses Kapitel als eine Liste von *Optionen*, in der Sie sicher ein paar Lieblingspflanzen finden können, die genau die richtigen für Sie sind.

Manche hier aufgeführten Heilpflanzen sind nur für äußere Anwendungen bestimmt, andere können Sie auch systemisch (innerlich) nutzen. Einige wurden schon in den vorigen Kapiteln vorgestellt. Um mehr Übersicht zu schaffen, stehen hinter jeder Pflanze Symbole, die ihre Art der Verwendung andeuten:

 Salbe, Gel, Creme, Öl (äußerlich)

 Bad, Aufguss

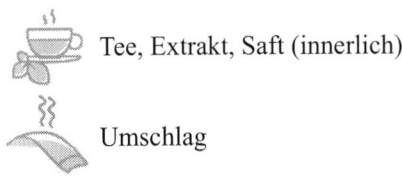 Tee, Extrakt, Saft (innerlich)

Umschlag

Teezubereitung

Die Tees bereiten Sie am besten zu, wenn Sie die Kräuter selbst getrennt kaufen (oder ernten und trocknen) und erst vor dem Gebrauch mischen. Getrocknete Kräuter lagern Sie entweder in Papier-/Leinenbeuteln oder in dunklen Glasdosen (wenn Sie sich sicher sind, dass das Kraut schon wirklich gut ausgetrocknet ist). Achten Sie beim Kauf auf die Qualität. Die Kräuter sollten nicht mit Metall in Kontakt kommen, nutzen Sie daher einen Plastik- oder Holzlöffel. Süßen Sie die Tees nie mit Zucker, denn er vermindert die natürliche Kraft der Kräuter. Sie können die Getränke jedoch leicht mit Honig süßen.

Im Gegensatz zu grünem Tee sollten Sie die Kräuter nicht häufiger als einmal aufgießen.

Umschlagvorbereitung

Um die Umschläge vorzubereiten, überbrühen Sie einen Teelöffel (1 bis 2 g) des getrockneten Krauts mit 250 ml kochendem Wasser. Nach 10 bis 15 Minuten kann das Kraut gefiltert werden und der Aufguss sollte abkühlen.

Tränken Sie ein saubereres Baumwolltuch in den lauwarmen Aufguss und legen Sie das feuchte Tuch auf die betroffene Körperstelle. Legen Sie dann noch ein trockenes Tuch darüber und lassen Sie den Umschlag 15 bis 30 Minuten wirken.

Badvorbereitung

Für ein Bad müssen Sie genauso wie beim Umschlag zuerst einen Aufguss vorbereiten. Verfahren Sie gleich wie bei der Umschlagvorbereitung und nach leichtem Abkühlen (sodass es für die Haut nicht unangenehm ist) können Sie den betroffenen Körperteil direkt im Aufguss baden. Natürlich können Sie den Aufguss auch mit Wasser verdünnen, wenn Sie auf großen Hautflächen Neurodermitis haben und eine große Badewanne nutzen wollen, aber idealerweise sollte das Verhältnis zwischen Kräuteraufguss und Wasser so groß wie möglich sein.

13.1. LISTE DER WIRKSAMSTEN HEILPFLANZEN

Die folgenden zwei Rezepte stammen vom berühmten tschechischen Heilpraktiker Ladislav Kříž, der seine Praxis in Prag hat.

Kräutertee für Neurodermitis

- **Taubnesseln** *(Lamium)*

- **Huflattich** *(Tussilago farfara)*

- **Odermennig** *(Agrimonia eupatoria)* **oder Ringelblume** *(Calendula officinalis)*

Dieser Tee hemmt die entzündlichen Prozesse in der Haut und ist hauptsächlich für Kinder mit Neurodermitis geeignet.

Kräuterbad für Neurodermitis

Entweder eine Kombination der folgenden Kräuter, oder als Einzelkrautbad:

- **Odermennig** *(Agrimonia eupatoria)*

- **Benediktenkraut** *(Centaurea benedicta)*

- **Spitzwegerich** *(Plantago lanceolata)*

- **Schafgarbe** *(Achillea millefolium)*

Aloe vera

Aloe ist eine wunderbare Heilpflanze mit beruhigenden, wundheilenden, entzündungshemmenden, antibakteriellen und immunstimulierenden Wirkungen. Sie ist zur innerlichen sowie auch zur äußerlichen Anwendung geeignet. Oft wird sie für Verbrennungen und andere Wunden angesetzt, da sie nicht nur die Schmerzen lindert, sondern auch die Heilung zwischen den Gewebezellen fördert. Es befinden sich viele Präparate am Markt, bei denen aber immer aufgepasst werden muss, dass das Gel rein pflanzlich ist und keine zusätzlichen Konservierungs- und Zusatzstoffe enthält. Am besten ist allerdings, Sie bereiten Ihr eigenes hausgemachtes Gel selbst vor. Eine *Aloe vera* Pflanze können Sie in jeder Gärtnerei kaufen. Nehmen Sie zum Abschneiden des Blattes anstatt eines Metallmessers lieber ein Keramikmesser. Machen Sie einen Längsschnitt und fangen Sie das Gel auf (z. B. in eine Schüssel). Passen Sie dabei darauf auf, dass Sie nur das klare Gel auffangen, nicht die dunkelgrüne innere Schicht der Schale – die ist für die Haut hoch reizend sowie bei innerlicher Verwendung für den Magen. Reiben Sie das Gel auf der Haut ein und lassen Sie es trocknen.

Aus der Aloe können Sie auch einen hausgemachten Frischsaft machen, doch bei der Zubereitung gilt dasselbe wie bereits oben erwähnt: Passen Sie sehr gut darauf auf, dass Sie kein bisschen der dunkelgrünen Schale innerlich aufnehmen. Nach dem Verzehr könnte sie nämlich Magenkrämpfe und Durchfall hervorrufen. Das klare Gel können Sie alleine trinken oder in einen anderen Saft mischen. Es wirkt wohltuend auf den Verdauungstrakt.

Nachtkerze (Oenothera sp.)

Im Öl aus Nachtkerzensamen befinden sich reichlich **Linolsäure** (80 %) und **γ-Linolensäure** (mehr als 10 %).

Die **γ-Linolensäure** ist eine ω-6-Fettsäure, die durch das Enzym δ-6-Desaturase aus **Linolsäure** gebildet wird. Die Aktivität dieses Enzyms ist bei Atopikern vermindert und deswegen kommt es zu einem γ-Linolensäure-Mangel. Die Konzentration der γ-Linolensäure in der Haut ist bei Atopikern um etwa 50 % niedriger als bei gesunden Menschen.[100] Die γ-Linolensäure ist eine Ausgangssubstanz von Prostaglandin E1, das wichtige immunregulatorische Wirkungen in der Haut hat.

Dieses Öl hat bei vielen Neurodermitis-Patienten zu einer Verbesserung der Symptome geführt und ich kann es aus eigener Erfahrung empfehlen. Es hat einen angenehmen, leichten Duft und macht die Haut schön sanft. Das Öl aus Nachtkerzensamen können Sie auch als Kapseln kaufen und täglich als Nahrungsergänzungsmittel innerlich zu sich nehmen.

Allerdings muss ich noch betonen, dass die Nachtkerze zwar eine mächtige, wirksame Heilpflanze ist, wir mit ihrem therapeutischen Einsatz dennoch nur die Folgen der wahren Ursache der Neurodermitis behandeln. Integrieren Sie sie auf jeden Fall in die Therapie, aber vergessen Sie nicht, die tieferen Ursachen – also den Filaggrin-Mangel – zu behandeln, wie schon früher in diesem Buch aufgezeigt wurde.

Borretsch (Borago officinalis)

Das Öl aus Borretschsamen hat genauso wie das obengenannte Nachtkerzen-samenöl einen hohen Anteil an γ-Linolensäure (17–28 %) und enthält außer-dem 35–38 % Linolsäure.

Schwarze Johannisbeere (Ribes nigrum)

Im Öl aus Samen der schwarzen Johannisbeere befinden sich ebenfalls reich-lich Linol- und γ-Linolensäure. Neben der äußerlichen Anwendung des Öls kann natürlich auch der Verzehr von schwarzen Johannisbeeren Nutzen brin-gen.

Schwarznessel (Perilla frutescens)

Die Schwarznessel (in Japan als „Shiso" bekannt) ist ein traditionelles japa-nisches Gewürz, das vor allem für Sushi verwendet wird. Das Öl aus den Perillasamen weist einen sehr hohen Prozentsatz an mehrfach ungesättigten Fettsäuren auf (60 % α Linolensäure, je 15 % Linol- und Ölsäure). Das Peril-laöl (Shisoöl) ist auf dem Markt erhältlich.

Australischer Teebaum (Melaleuca alternifolia)

Teebaumöl hat antibakterielle und antimykotische Wirkungen, es desinfiziert also offene Wunden. Es fördert die Regeneration der Hautbarriere. Es ist aber gleichzeitig sehr stark (sogar aggressiv) und trocknet die Haut aus, weshalb es erfolgreich in der Aknebehandlung eingesetzt wird. Auch bei Neurodermitis kann man die Eigenschaften des Teebaumöls nutzen, es muss aber vorsichtig verwendet werden. Tragen Sie nur ein paar Tropfen Teebaumöl auf die Haut auf und reiben Sie danach eine fettige, beruhigende Salbe ein. Gute Ergeb-nisse können Sie auch erzielen, wenn Sie ein paar Tropfen in ein warmes Bad hinzufügen.

Ringelblume (Calendula officinalis)

Die Ringelblume hat antimikrobielle und entzündungshemmende Wirkungen, welche den Esters des Faradiol zugeschrieben werden.[101] Man kann von ihren Eigenschaften entweder in Form von nassen Umschlägen, oder als fertige Salben profitieren. Studien, die den Effekt der Ringelblume auf Neurodermitis erforschen, fehlen zwar noch, aber es konnten bereits positive Auswirkungen auf andere Typen des Ekzems nachgewiesen werden.[102]

Johanniskraut (Hypericum perforatum)

In Salbenform auf die Haut aufgetragen, können Extrakte aus Johanniskraut die Neurodermitis-Symptome lindern. Der wichtigste aktive Bestandteil des Johanniskrauts ist Hyperforin, welcher antimikrobiell und entzündungshemmend wirkt.[103] Daneben stimuliert er die Hautzellendifferenzierung, was bei Neurodermitis für die Hauterneuerung erwünscht ist.[104] Der positive Neurodermitis-Therapieeffekt des Johanniskrauts in Salbenform konnte in einer Studie belegt werden. In einer anderen Studie wurden außerdem auch hydratisierende Effekte sowie eine Hemmung des Wasserverlusts durch die Haut beobachtet.[105]

Lakritze, auch Süßholz (Glycyrrhiza glabra)

Lakritze wird nach der Tradition für respiratorische Schwierigkeiten wie Bronchitis oder Husten verwendet, aber sie verbessert auch die Rötung, Ödeme und Juckreiz der Haut,[106] wofür sie auch schon lange in der Volksmedizin benutzt wurde.[107] Die positiven Anwendungsergebnisse wurden nach einer 5-wöchigen Überwachung von 281 Patienten mit Neurodermitis festgestellt.[108] Es wird am Markt als Gel oder Salbe angeboten.

Mahonie (Mahonia aquifolium)

Der Wirkstoff der Mahonie ist das Alkaloid Berberin. In einer Studie von 42 Patienten mit Neurodermitis wurden markante Verbesserungen der Hautsymptome erzielt. Die Behandlung bestand aus der Anwendung einer Creme mit 10 % Mahonienextrakt dreimal täglich über einen Zeitraum von 12 Wochen.[109]

Koriander (Coriandrum sativum)

Von seiner Heilkraft wurde bereits in Sanskrit-Schriften und im Alten Testament berichtet. Er verschafft Linderung bei Verdauungsbeschwerden (z. B. Blähungen, Durchfall, Reizdarm) und chronischen Entzündungskrankheiten. Auch bei Infektionen und Entgiftungskuren hat sich dieses Heilkraut bewährt. Bei Neurodermitis kann Koriandertee Abhilfe bei Magen-Darm-Beschwerden schaffen und zur Gesamtentgiftung des Körpers beitragen.

Korianderöl eignet sich insbesondere bei Hautinfektionen im Allgemeinen und ist in der Regel gut hautverträglich.[110] Dank dieser Eigenschaften stellt es auch bei Neurodermitis mit bakteriellen Infektionen eine hilfreiche Therapie dar.

Bittersüßer Nachtschatten (Solanum dulcamara)

Einige Quellen erwähnen auch den Nachtschatten als eine weitere Möglichkeit zur natürlichen Behandlung von Neurodermitis.[111][112] Die positive Wirkung ist wahrscheinlich den entzündungshemmenden Eigenschaften zuzuschreiben. Probieren Sie den Nachtschatten in Form von nassen Umschlägen oder als Salbe.

Schritt 7: Körperpflege

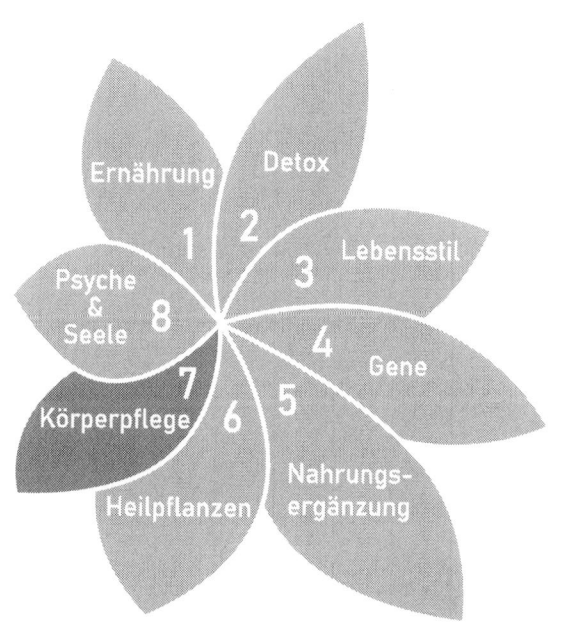

14. SCHÜSSLER-SALZE (BIOCHEMIE)

Schüssler-Salze sind Mineralstoffe, die im gesunden Körper normalerweise in ausgewogenem Maße vorhanden sind. Allerdings sind die Mineralstoffe nach Dr. Schüssler potenziert, was heißt, dass sie verdünnt sind. Die Potenzierung geschieht zwar ähnlich wie bei Homöopathika, aber die Theorie und das dahinterliegende Prinzip unterscheiden sich wesentlich.

Bei den Schüssler-Salzen werden dem Körper solche Mineralstoffe zugeführt, die aktuell fehlen. Die potenzierte Form sorgt dafür, dass die Minerale in ganz kleinen Mengen direkt unter der Zunge durch die Mundschleimhaut in den Blutkreis eindringen und nicht vom Verdauungstrakt verarbeitet werden. In der potenzierten Form wirken sie als Zellfunktionsmittel und verbessern die Aufnahmefähigkeit der entsprechenden Mineralstoffe aus den Lebensmitteln.[113] Hier muss betont werden, dass die Zufuhr auf beiden Ebenen geschehen muss: auf der feinstofflichen Mikroebene (Schüssler-Salze) und auf der grobstofflichen Makroebene (Mineralien in Lebensmitteln). Fehlt ein Mineral auf der Mikro- oder Makroebene, so sind beide Bereiche betroffen.[114]

Wohlgemerkt, es ist wissenschaftlich nicht geklärt, wie und warum so geringe Dosen überhaupt wirken. Wenn man die Mengen nämlich von einem quantitativen Standpunkt aus betrachtet, sind sie vernachlässigbar. Die Auffassung der Biochemie nach Dr. Schüssler unterscheidet sich aber von der heutigen Wissenschaft, die alles quantitativ beurteilt. Es wird angenommen, dass die Heilung nicht nur durch die Mengen der zugeführten Arzneien gesichert ist, sondern dass sie auch durch die geringsten Spuren feinstofflich hervorgerufen werden kann. Die Arzneien funktionieren eher als Informationen, die den Heilprozess in Gang bringen. Auf diesem Prinzip sind die Biochemie nach Dr. Schüssler, die Homöopathie und die Lehre der Bachblüten-Essenzen aufgebaut.

Die Biochemie nach Dr. Schüssler stellt 12 Hauptsalze und 12 weitere Ergänzungssalze vor. Man sollte nicht mehr als 4–5 in einer Therapie kombinieren, aber die Anzahl und Auswahl ist immer individuell zu bestimmen. Die nachfolgend angeführten Salze können je nach konkreten Symptomen bei der Behandlung von Neurodermitis hilfreich sein.

Schüssler-Salze werden unter der Zunge gelutscht. Es ist auch möglich, sie in Form von Salben zu kaufen, was bei manchen Salzen bei der Hautbehandlung empfehlenswert ist.

Das * Zeichen weist darauf hin, dass es sich um ein für die Neurodermitis-Behandlung besonders geeignetes Salz handelt.

Calcium phosphoricum Nr. 2

Dieses Mittel wird im Körper zur Neutralisation von Säuren eingesetzt und ist außerdem ein Aufbaumittel nach Krankheiten. Nach akuten Krankheiten dient es der Reparatur des Gewebes. Es verbessert die Durchblutung. Besonders geeignet ist es bei blassen, blutarmen Menschen. Chronische Ekzeme mit Krustenbildung können durch dieses Mineral positiv beeinflusst werden.

Ein Mangel an diesem Mineral äußert sich durch ein Verlangen nach gesalzenen, stark gewürzten Speisen, nach Fleisch, Ketchup (bei Kindern!), Senf und geräuchertem Essen.

Dosierung: zweimal täglich 5 Tabletten

*Kalium chloratum Nr. 4 ***

Kalium chloratum wird bei Entzündungen im fortgeschrittenen Stadium empfohlen, was bei der Neurodermitis definitiv der Fall ist. Es hat eine entgiftende Wirkung und funktioniert bei Schwellungen besonders gut.

Dosierung: zweimal täglich 5–10 Tabletten

Kalium sulfuricum Nr. 6 *

Kalium sulfuricum ist ein Sauerstoffüberträger und sorgt für Zellerneuerung. Es hilft bei der Bildung der Oberhaut und verhindert unregelmäßige trockene Hautabschuppungen.

Dosierung: zweimal täglich 5 Tabletten

Magnesium phosphoricum Nr. 7

Magnesium phosphoricum dämpft die Nervenimpulsübertragung und ist somit ein wirksames Schmerzmittel. Ebenso wirkt es schlaffördernd und hilft bei Allergien. Bei der Neurodermitis-Behandlung kann es dank der beruhigenden Wirkung zum psychischen und seelischen Gleichgewicht beitragen.

Dosierung: vor dem Einschlafen 7 Tabletten

Natrium chloratum Nr. 8

Natrium chloratum reguliert den Wärme- und Flüssigkeitshaushalt im Körper und unterstützt den Abbau von belastenden Stoffen. Es sorgt dafür, dass der obersten Schicht der Haut genügend Wasser zugeführt wird und beugt der Bildung von Schuppen vor. Gute Wirkung wurde auch bei Allergien beobachtet, besonders wenn sich die Nase durch eine Schwellung verschließt.

Dosierung: viermal täglich 2 Tabletten

Natrium phosphoricum Nr. 9

Dieses Mittel wird gegen Übersäuerung eingesetzt. Es ist ein wichtiges Lymphmittel. Wenn die Ernährung langfristig zu Säurebildung führt, ist es sinnvoll, dieses Mittel einzusetzen. Das ist hauptsächlich bei hohem Konsum von Fleisch, Ei, Käse, Fisch, Kaffee, Alkohol, Süßigkeiten und einer allgemein fettreichen Ernährung der Fall.

*Natrium sulfuricum Nr. 10 ***

Dieses Salz habe ich bereits im Abschnitt über die Entgiftung vorgestellt. Es ist das wichtigste Entwässerungs- und Ausscheidungsmittel der Mineralstoffe nach Dr. Schüssler und reinigt den Körper von Schadstoffen, die sonst durch die Haut ausgeschieden werden müssten und dort die Neurodermitis-Symptome auslösen würden. Da dieser Schadstoffabbau bei Neurodermitis so wichtig ist, können Sie dieses Salz auch nach der Entgiftungskur weiter nehmen.

Dosierung: drei- bis fünfmal täglich 5 Tabletten

Calcium sulfuricum Nr. 12

Calcium sulfuricum ist ein Mittel bei eitrigen Prozessen. Es kann eingesetzt werden, wenn der Körper die Schadstoffe durch Eiterbildung nach außen bringen will und ein Abfluss möglich ist. Es hilft dort, wo das Gewebe verdichtet ist, sodass die eingelagerten Belastungsstoffe nicht mehr abtransportiert werden können, und sie sich so häufen, bis der Organismus gezwungen ist, sie als Sekret nach außen zu bringen. Das Salz hilft also dort, wo das Gewebe vor der Einwirkung durch Flüssigkeit geschützt werden muss. Sie können dieses Salz einsetzen, wenn solch eitrige, wasserausleitende Effloreszenzen auf der Haut auftreten.

Dosierung: zweimal täglich 10 Tabletten

15. TRADITIONELLE CHINESISCHE MEDIZIN

Die traditionelle chinesische Medizin ist in Europa schon gut bekannt und bezeichnet alle Praktiken, die sich in China in den letzten 2000 Jahren entwickelt haben. Das Verbreitungsgebiet umfasst auch andere Länder, insbesondere Vietnam, Korea und Japan, wo sich lokal spezifische Varianten entwickelt haben. Zu den therapeutischen Verfahren der chinesischen Medizin zählen Heilkräuter, eine individuell angepasste Ernährungsweise, Akupressur, Akupunktur, Moxibustion, verschiedene Massagetechniken und Bewegungsübungen wie Qigong und Taijiquan.

Die positiven Effekte der chinesischen Medizin in der Neurodermitis-Therapie wurden in zahlreichen Studien offiziell anerkannt, jedoch konnten keine *universalen* Methoden gefunden werden, die wiederholt an mehreren Individuen effektiv gewesen wären.[115] Das ist keine Überraschung, denn die chinesische Medizin beachtet die *individuelle* Therapiewahl nach persönlichen Bedürfnissen und legt ihren Fokus nicht nur auf Neurodermitis, sondern auf den Menschen in seiner Ganzheit. Um mit diesem Heilsystem Erfolge zu erzielen, würde ich Ihnen – wie bei der Homöopathie – empfehlen, einen sehr guten Arzt oder Heilpraktiker zu finden, der auf die chinesische Medizin spezialisiert ist.

Akupunkturpunkt Quchi (LI11)

Trotzdem gibt es eine Methode, die Sie ganz einfach selbst praktizieren können und deren positive Wirkungen auf die Neurodermitis sogar wissenschaftlich nachgewiesen wurden. Die Stimulation vom Akupunkturpunkt Quchi (LI 11) führt bereits nach 4 Wochen zu einer Milderung des Juckreizes und Lichenifikation (Verdickung der Haut).[116] Es gibt zwei Möglichkeiten, wie die energetischen Punkte am Körper stimuliert werden können: Akupunktur oder Akupressur. Während die Akupunktur die Punkte mit kleinen Nadeln stimuliert und nur vom Experten durchgeführt werden sollte, geht es bei der Akupressur um Stimulation nur durch Druck und Sie können sie mit Ihren eigenen Fingern untertags praktizieren. Dieser Punkt liegt an beiden Armen am Dickdarm-Meridian (Bild 3). Seine Stimulation modifiziert den Energiefluss und leitet übermäßige Hitze ab. Es hilft bei Fieber, Durst, Zahnschmerzen, Übergeben, Diarrhö, Rötung und Schwellung der Haut und Juckreiz.

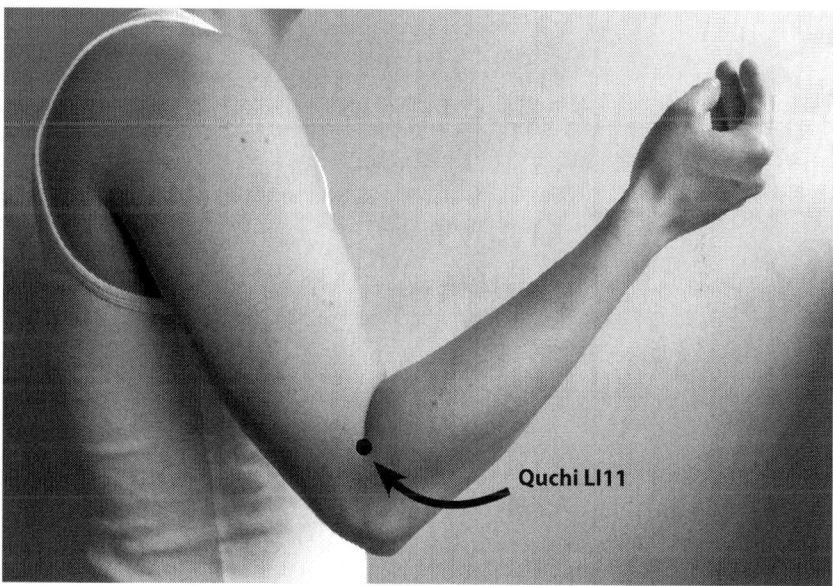

Bild 3: Akupunkturpunkt Quchi (LI 11). Er befindet sich an beiden Armen am Dickdarm-Meridian und seine Stimulation mildert Juckreiz.

16. SONSTIGE ÄUSSERE ANWENDUNGEN

- Salben und Cremen

- Umschläge

- Balneotherapie (Bäder)

- Schutz vor dem Kratzen

Kokosöl

Kokosöl eignet sich nicht nur zur innerlichen Anwendung. Es hat sich auch als äußerliches Pflegemittel für die Haut bestens bewährt. Es versorgt die Haut mit Vitamin B, Vitamin C, Folsäure und Enzymen und hilft bei der Wiederherstellung der natürlichen Schutzbarriere. Bei beschädigter Oberhaut kann das Auftragen von Kokosöl das Eindringen von verschiedenen Erregern hemmen, da Kokosöl antimikrobiell, antiviral, antimykotisch und entzündungshemmend wirkt. Das Anwendungsspektrum von Kokosöl ist sehr breit. Ob für trockene Haut nach dem Sonnenbaden oder im Winter, als Lippenpflegestift, für Blasen oder Wunden – es leistet hervorragende Arbeit. Kokosöl ist also ein wunderbarer Reisebegleiter.

Außerdem wurde 2017 in einer Studie bewiesen, dass Kokosöl in der obersten Schicht der Epidermis die **Expression von solchen Genen fördert, die für wichtige Proteine kodieren: Filaggrin (FLG), Involucrin (IVL), Aquaporin (AQP-3).**[117] Diese sind für die Differenzierung der Keratinozyten (Hautzellen) und für eine gute Funktion der Hautbarriere wichtig.

Von besonderer Bedeutung ist es, dass das benutzte Kokosöl als „Virgin" gekennzeichnet ist. Öle, die diese Bezeichnung nicht tragen, sind zu einem großen Teil stark industriell verarbeitet und verlieren dadurch ihre wertvollen und natürlichen Inhaltsstoffe.

Avocadoöl

Avocado wurde bereits als eine Zauberfrucht vorgestellt, die bei Neurodermitis sehr empfehlenswert für die Nahrung ist. Avocadoöl hat aber auch hervorragende Wirkungen auf die Haut. Es bindet Feuchtigkeit, schont und beruhigt trockene Haut.

Jojobaöl

Es wird aus den Samen der Früchte des Jojobastrauches (*Simmondsia sinensis*) gewonnen. Jojobaöl ist eigentlich kein Öl, sondern ein Wachs, das in flüssigem Aggregatzustand kommt, da sein Schmelzpunkt bei 7 °C liegt.

Es wird häufig in der Massage und auch in der Kosmetik verwendet, da es von der Haut gut angenommen wird, ohne einen öligen Film zurückzulassen.

Jojobaöl enthält eine Reihe von Vitaminen (vor allem Vitamin B, E und A) und Mineralstoffen. Es hilft der Haut, eine Barriere gegen Bakterien aufzubauen und dank seinem Vitamin-E-Gehalt wird die Ausbildung von Kollagen in der Haut begünstigt, was zu strafferer Haut beiträgt.

Jojobaöl ist bei der Neurodermitis-Therapie ein gutes Ergänzungsmittel, das dafür sorgt, dass die Haut nicht austrocknet, diese aber gleichzeitig nicht ölig hinterlässt.

Manuka-Honig und andere Honigsorten

Honig hat seit jeher in aller Welt seinen Platz in Wundheilung und Behandlung von Hautbeschwerden. In der ayurvedischen Medizin wird Honig für Schnittwunden, Ekzeme, Dermatitis oder Verbrennungen benutzt. In der modernen Medizin ist vor allem die Wirkung von Manuka-Honig bei topischen (lokalen)

Anwendung für Wunden erkannt.[118] Es wurde für die klinische Praxis in den USA, Australien, Kanada, Großbritannien und Neuseeland abgestimmt.

Zahlreiche Studien haben sich mit der topischen Anwendung von Honig beschäftigt, wobei antimikrobielle und entzündungshemmende Wirkungen in der Haut nachgewiesen wurden.[119] Ebenfalls wurde festgestellt, dass der Honig und seine Bestandteile die Produktion von Zytokinen modulieren.[120] Als Zytokine werden Proteine bezeichnet, die die Differenzierung und Proliferation von Zellen regulieren, und sich somit an der Immunantwort der Haut beteiligen.

Immunregulatorische Wirkungen wurden bei verschiedenen Honigsorten nachgewiesen, doch bei Manuka-Honig sind diese besonders hoch. Manuka ist eine neuseeländische Honigsorte, die von jenen Honig-Bienen (*Apis mellifera*) produziert wird, die sich vom Manukabaum (*Leptospermum scoparium*) ernähren. Zwar sind die Mechanismen noch nicht zur Gänze geklärt, aber es wird angenommen, dass der Honig die Entzündung hemmt, indem er die freien Radikale an der entzündeten Stelle verhindert. Eine Studie hat im Jahr 2012 aufgezeigt, dass der rohe Manuka-Honig einen hohen Gehalt von Methylglyoxal (MGO) hat und dass genau dieser Stoff für die Inhibition (= Unterdrückung) der TNF-α-Produktion verantwortlich ist.[121] TNF-α (ein Zytokin) ist bei lokalen und systemischen Entzündungen beteiligt und hat wichtige Funktionen in der Immunantwort.

Wichtig ist dabei, dass Sie einen Manuka-Honig mit der Bezeichnung **mindestens „MGO 400"** benutzen, da verschiedene Gehalte von MGO unterschiedliche Effekte verursachen; Manuka-Honig mit GMO 250 in dünnen Konzentrationen hat einen eher negativen Effekt, weil er die TNF-α-Produktion fördert. Ich habe mit dem **„MGO 600"** sehr gute Erfahrungen gemacht.

Manuka-Honig kann zur lokalen Anwendung zusammen mit Olivenöl und Bienenwachs gemischt werden. Diese Kombination wurde als besonders effektiv bei Neurodermitis belegt, aber auch bei anderen Hauterkrankungen wie Psoriasis, Pityriasis versicolor, Tinea crusis oder seborrhoischer Dermatitis.[122][123]

Natürlich ist es empfehlenswert, diesen Honig auch innerlich zu benutzen und regelmäßig in Tees zu geben. Während andere Süßmittel zu vermeiden sind (siehe Seite 51), ist der Manuka-Honig in vernünftigen Mengen erlaubt. Honig enthält auch viele Mineralstoffe wie Calcium, Eisen, Magnesium, Kalium, Zink oder Selen; in Verbindung mit den positiven Eigenschaften der Manuka-Sorte kann er sich von enormen Nutzen erweisen.

Zink-Salbe

Eine äußere Anwendung von Zink in Form einer Zink-Salbe wirkt genau an dieser Stelle und unterstützt die Haut von außen. Zink ist für die Hauterneuerung notwendig und eine Zink-Salbe kann eine nützliche Ergänzung zur oralen Anwendung von Zink-Tabletten darstellen. Dementsprechende Salben sind üblicherweise in jeder Apotheke erhältlich.

Heilerde

Heilerde wurde schon als innerliches Entgiftungsmittel vorgestellt, aber das Anwendungsspektrum ist sehr breit. Neben der innerlichen Anwendung kann Heilerde bei Neurodermitis äußerlich auch als Umschlag oder Badezusatz genutzt werden. Es gibt verschiedene Typen von Heilerde in vielen Farben. Dies liegt an der unterschiedlichen Konzentration von Mineralen. Bei Neurodermitis helfen vor allem grüne sowie rote Heilerde. Sie fördert die Wundheilung.

Für Umschlag: Verrühren Sie das Pulver mit lauwarmem Wasser, sodass eine salbenartige Paste entsteht. Tragen Sie die Paste auf die Haut auf und decken Sie die Stelle mit einem feuchten Baumwolltuch ab. Legen Sie ein trockenes Tuch darüber und lassen Sie die Heilerde 20 Minuten wirken. Es wäre sinnlos, diese Zeit zu verlängern, da die Wirkung nur dann stattfindet, wenn die Paste feucht ist!

Für Bad: Bereiten Sie genug warmes Wasser vor (nicht heiß). Fügen Sie ausreichend Heilerde hinzu und genießen Sie das Bad für 20 Minuten. Vorsicht: ich empfehle eine spezielle kleine Plastikwanne dafür zu kaufen, denn die Erde kann die Oberfläche einer schönen glatten Badewanne zerkratzen.

Moor

Während Heilerde ein rein mineralisches Produkt ist, ist Heilmoor dagegen zu 98 % organisch. Zu seinen Bestandteilen zählen Huminsäure, Gerbstoffe, Stickstoff, Hormone, ätherische Öle, Flavonoide, Enzyme, Vitamine und Mineralstoffe wie Eisen und Schwefel. Moor wirkt gegen Viren und Bakterien und ist entzündungshemmend. Es schont und kräftigt die Haut und wird daher oft im Kosmetikbereich oder in Thermen verwendet.

Moor können Sie in flüssiger Form kaufen, am besten mit der Bezeichnung „reines Naturmoor" (ohne chemische Beimischungen). Die Moortherapie sollte mindestens 4 Wochen andauern, um Verbesserungen der Neurodermitis-Symptome erzielen zu können.

Ich persönlich habe wunderbare Erfahrungen mit dem folgenden **Baderezept** gemacht (Menge entspricht einem kleinen Bad nur für die Hände):

- 4 l warmes Wasser (sodass die Temperatur nicht unangenehm ist)

- 50 ml Moor

- 250 ml Haferflockenbrühe (Haferflocken 5 bis 10 Minuten im Wasser kochen und dann das Wasser ins Bad abgießen)

- 250 ml Brühe aus gewöhnlichem Odermennig *(Agrimonia eupatoria)*

Das Bad ist bei schweren Symptomen nicht gerade angenehm, kurzfristig kann es den Juckreiz verschlimmern, aber die 15 Minuten lohnen sich: Das Bad bringt schon nach dem Abtrocknen eine wesentliche Linderung. Die Haut sollte nach dem Bad mit einer wohltuenden Creme oder Salbe behandelt werden. So wird die frisch gereinigte und desinfizierte Haut mit allen Wirkstoffen des Moores schön mit Feuchtigkeit versorgt und geschlossen.

Enterosgel ®

Enterosgel kann ebenso wie Moor oder Heilerde innerlich sowie auch äußerlich benutzt werden. Im Bad eingelöst bindet Enterosgel die Schadstoffe,

Bakterien, Viren und andere Erreger an der Hautoberfläche. Es kann auch in das Moorbad beigegeben werden.

Sheabutter

Sheabutter ist in der Kosmetik bereits sehr beliebt und vielseitig anwendbar. Gewonnen wird Sheabutter aus den Sheanüssen, die auf dem afrikanischen Karitébaum wachsen. Für die kommerzielle Weiterverarbeitung wird die Butter oftmals raffiniert, wodurch sie ihre cremige Farbe verliert und rein-weiß wird. Beim Raffinationsprozess geht nämlich das Beta-Karotin verloren. Wichtig ist es, dass Sie eine *unraffinierte* Butter für Ihre Haut auswählen, da sie wirkungsvoller ist und mehr natürliche Nährstoffe enthält. Zu denen zählen vor allem Phytosterole, Allantoin (entzündungshemmend und wundheilend), Vitamin E (wichtiges Antioxidans), Beta-Karotin (kontrolliert Zellwachstum und reduziert freie Radikale), Omega-3-Fettsäuren (entzündungshemmend), Linolsäure (verbessert Feuchtigkeitshaushalt).

Dank der Sheabutter können die Nährstoffe von außen besser in die Haut aufgenommen werden, die Haut ist elastisch und geschmeidig. Sheabutter lindert Juckreiz, heilt nässende Wunden und beugt der Entstehung von Narben vor.

Kakaobutter

Kakaobutter ist ein Pflanzenfett, das aus Kakaosamen gewonnen wird. Sie ist ein wichtiger Bestandteil der Schokolade, wo sie für die Cremigkeit und das besondere Aroma verantwortlich ist.

In der Kosmetik hat sich Kakaobutter für ihre Schmelzfähigkeit bewährt. Sie liefert Fett für trockene Haut und wird schnell aufgenommen, ohne auf der Haut einen fettigen Film zu hinterlassen.

Ich benutze Produkte aus Kakaobutter meist das ganze Jahr hindurch auch für gesunde Haut ohne Neurodermitis. Das angenehme, leichte und samtige Gefühl und die schnelle, rückstandslose Absorption machen dieses Naturprodukt zu einem Muss in jedem Kosmetikschrank.

Bepanthen®

Diese Wund- und Heilsalbe ist nicht explizit für Neurodermitis bestimmt und mit hoher Wahrscheinlichkeit werden Ihnen Apotheker diese Salbe nicht für Neurodermitis empfehlen, aber lassen Sie sich davon nicht abraten. Das Wunder dieser Salbe besteht darin, dass sie die beschädigten Hautstellen wirklich schnell heilt, indem sie die Zellerneuerung fördert. Der Hauptwirkstoff ist Dexpanthenol, aber leider enthält die Salbe auch künstlich geschaffene Rohöl-Derivate wie Paraffine und Vaseline. Diese sind zwar nicht direkt schädlich, haben für sich allerdings keine Nährstoffe und können auch die Atmung der Haut verschlimmern.

Trotzdem empfehle ich Ihnen diese Salbe probeweise zu testen, einfach deswegen, weil die Vorteile die Nachteile überwiegen können. Wenn Sie die Haut nach dem Eincremen verbinden, werden die Wunden in Ruhe heilen, ohne dass man sie auskratzt.

Handschuhe und Verbände

Ich erinnere mich noch daran, als meine Oma vor 30 Jahren extra Handschuhe für mich genäht hat, damit ich mich in der Nacht nicht kratzen konnte. Heutzutage gibt es so viele Fertigprodukte, die aus reiner Baumwolle gefertigt sind und für den Schutz der Haut bei Neurodermitis, Psoriasis und anderen Hauterkrankungen bestimmt sind, dass Sie sicher die richtige Größe finden werden. Aufpassen sollte man darauf, dass es sich wirklich um reine Baumwolle handelt, denn andere Textilien können die Haut reizen oder die Atmung der Haut unmöglich machen und das Schwitzen fördern.

Verbände und Pflaster sind eine klassische Maßnahme. Die mit den Badegängen und Cremes vorher gepflegten Stellen können mit Verbänden vor dem Kratzen geschützt werden und so die angewandten Heilmittel länger auf der Haut halten.

17. KLIMA

Aus der klinischen Praxis sowie aus mehreren wissenschaftlichen Studien ist bekannt, dass klimatische Faktoren die Neurodermitis stark beeinflussen. Viele Patienten merken an der Haut deutliche Unterschiede während der Jahreszeiten, im Urlaub oder nur bei unterschiedlichem Wetter.

Der Grund ist physiologisch leicht zu erklären: Die Hauptaufgabe der obersten Hautschicht (Stratum corneum) ist der Schutz und die Anpassung an die Veränderungen des Milieus, d. h. Luftfeuchtigkeit, Temperatur oder UV-Strahlung. Bei Neurodermitis ist die Funktion dieser Schicht aber gestört. Wenn sich die Haut also nicht anpassen kann, ist es logischerweise hilfreich, wenn sich die Umwelt anpasst.

Nach einer großen Studie, die in den USA im Jahr 2012 durchgeführt wurde, sind Neurodermitis-Symptome seltener in Regionen mit:

*   **hoher Luftfeuchtigkeit,**

*   **hohem UV-Index,**

*   **hoher durchschnittlichen Temperatur,**

*   **reduzierten Niederschlägen,**

*   **weniger Tagen mit Zentralheizungsnutzung.**[124]

Klimatherapie ist seit vielen Jahren eine bekannte Behandlung von Neurodermitis und Asthma. Es wird davon ausgegangen, dass die Ursache der Wirksamkeit der Klimatotherapie im reduzierten Vorkommen von respiratorischen Allergenen liegt. Ebenso beeinflussen die optimierte Temperatur und der optimierte Atmosphärendruck das Gleichgewicht zwischen Wärme- und Wasserverlust in der Haut.[125][126]

Die Klimata, die sich für eine Milderung der Neurodermitis-Symptome besonders bewährt haben, sind Hochgebirgs- und Meeresklima.

Natürlich kommt ein Umzug für viele nicht in Frage, aber auch ein mehrwöchiger Urlaub oder ein temporärer halbjähriger Aufenthalt kann auf Dauer gute Ergebnisse bringen. Die Dynamik von Neurodermitis ist bei jedem anders. Mildere Symptome können manchmal nach einer strengen mehrwöchigen Therapie ganz verschwinden – sogar so, dass man wieder zu seinem ungesunden Lebensstil zurückkehren kann. Das empfehle ich selbstverständlich nicht, weil die Prädispositionen für Neurodermitis verbleiben und früher oder später kommt es mit höchster Wahrscheinlichkeit zu einem erneuten Ausbruch von Neurodermitis-Symptomen. Ich möchte damit nur sagen, dass bei milderen Symptomen auch eine kurze Behandlung den Gesundheitszustand langfristig verbessern kann.

17.1. DAS MIKROKLIMA IM HAUSHALT

Da die Neurodermitis mit Allergien oft Hand in Hand geht, ist es wichtig, zu Hause ein ideales Mikroklima zu schaffen. Dazu gehört:

- **Beseitigung von Allergenen** in der Luft sowie an den Oberflächen,

- **Erhöhung der Luftfeuchtigkeit.**

Grundsätzlich versuchen wir, das Mikroklima den Bedingungen im Hochgebirgs- oder Meeresklima zu annähern.

Beseitigung von Allergenen, Schmutz und Mikroben

Als Schritt Nr. 1 sollten alle Teppiche aus dem Haus raus, denn diese fangen trotz regelmäßigem Staubsaugen Staub und Milben. Dasselbe gilt für Vorhänge und Gardinen: sie sind bei Allergikern nicht ideal, obwohl sie im Vergleich zum Teppich immerhin gewaschen werden können.

Es sollte eine Selbstverständlichkeit sein, das gesamte Haus regelmäßig (mindestens einmal die Woche) mit dem Staubsauger zu reinigen, sowie alle

Oberflächen mit natürlichen Reinigungsprodukten abzuwischen. Umso mehr unnötige Gegenstände und Dekorationen es im Haushalt gibt, desto mehr Arbeit erwartet sie beim wöchentlichen Staubwischen.

Es ist eine absolute Notwendigkeit, Schuhe stets direkt bei der Tür auszuziehen. Mit unseren Schuhen bringen wir Dreck, Staub und Bakterien von der Straße direkt vor die Nase des Atopikers/Allergikers und im Endeffekt auch auf Gegenstände, die man mit der Haut berührt. Das empfindliche Immunsystem und die beschädigte Hautbarriere des Erkrankten werden so unnötigerweise einem höheren Ansturm von Erregern ausgesetzt. Der Eingangsbereich sollte vom Rest der Wohnung getrennt sein, damit man den Schmutz selbst beim Durchlaufen nicht in die Wohnung weiterträgt.

Eine zusätzliche, sehr hilfreiche Lösung ist ein Luftreiniger, der die Luft von Düften, Staub und Mikroben filtriert. Am besten kaufen Sie einen mit Ionisierungsoption. Auf keinen Fall sollten Sie das Gerät als einen Ersatz von regelmäßigem Staubwischen verstehen, wie ich es bei manchen negativen Bewertungen im Internet gelesen habe.

Erhöhung der Luftfeuchtigkeit

Früher hat man auf Heizkörper Keramikdosen mit Wasser befestigt, das langsam verdampft ist. Das ist natürlich eine immer noch mögliche, etwas günstigere Variante, aber heutzutage gibt es elektrische Geräte, die das Wasser in Dampf verwandeln und in die Luft blasen, ohne dass man dafür die Heizung bräuchte.

Die Auswahl ist riesig, Sie sollten darauf aufpassen, dass sich kurz nach dem Verdampfen keine großen Wassertropfen bilden, die die Oberfläche des Bodens oder Regals beschädigen würden. Bei einem Gerät mit größerem Wasserbehälter (für mindestens 3 Liter) müssen Sie das Wasser nicht so oft auffüllen. Wichtig ist auch, ob das Gerät in Teile zerlegt werden kann und ob man diese leicht waschen und desinfizieren kann.

Ein Luftbefeuchter kann die Qualität des Lebens mit Neurodermitis und Allergien deutlich verbessern.

18. WASSERQUALITÄT UND BALNEOTHERAPIE

Mit Wasser kommen wir jeden Tag in Kontakt – beim Trinken als auch beim Waschen und Duschen. Wasser ist jedoch nicht gleich Wasser: Es kann eine sehr unterschiedliche Qualität haben und verschiedene Minerale enthalten, die vom Organismus entweder innerlich (beim Trinken), oder äußerlich (durch die Haut) aufgenommen werden.

18.1. HÄRTE DES WASSERS

Einige epidemiologischen Forschungen weisen darauf hin, dass sehr hartes Wasser dermatologische Probleme verschlimmert. Mit hartem Wasser ist gemeint, dass der Kalkgehalt hoch ist. Das hängt stark vom geologischen Untergrund ab; hartes Wasser befindet sich dort, wo der Untergrund reich an Kalkstein ist.

Dass es für Neurodermitis-Patienten ein Problem darstellen kann, kann ich persönlich beweisen, denn im Raum München erreicht die Wasserhärte im Durchschnitt 16,6 Grad deutscher Härte (dH), was im obersten Bereich der deutschen Wasserhärteskala liegt (weniger als 8,4 °dH=weich; 8,4 bis 14 °dH=mittel; mehr als 14 °dH=hart). Die Reaktion meiner Haut erkenne ich immer dann, wenn ich aus dem Ausland zurückkehre. Die Haut wird bereits nach dem ersten Duschen trocken und gereizt, was ein unangenehmes Gefühl bereitet. Sie können die Wasserhärte in Ihrer Region üblicherweise auf der offiziellen Webseite des regionalen Hygieneamtes finden. Falls die Härte eine erträgliche Grenze überschreitet, gibt es einige Möglichkeiten, wie man weiter verfahren kann.

Die günstigste und einfachste Methode ist, nach jedem Händewaschen die Haut einfach mit gekauftem Wasser aus der Flasche zu waschen. Natürlich ist es keine gute Lösung, wenn sich die Neurodermitis-Symptome auch an anderen Stellen als den Händen befinden.

Sicher haben Sie schon von verschiedenartigen Wasserfiltern gehört. Hier aber Vorsicht, denn es gibt keinen günstigen Ansatzfilter, der den Kalk effektiv auffängt. Auch die vielfach propagierten Aktivkohlenfilter sind gegen Kalk absolut nutzlos. Die Moleküle mit Calcium sind so winzig, dass es praktisch unmöglich ist, sie mechanisch in einem Filter zu fangen.

Wirkliches Entkalken wird nur durch den Einsatz eines **Ionentauschers** möglich. Das heißt, die im Wasser befindlichen Calcium-Ionen werden im Filter durch Natrium-Ionen ersetzt. Der Filter ist meist ein bisschen größer und wird für das ganze Haus installiert (obwohl ich auch schon kleinere Versionen für Badezimmer gesehen habe). Dies stellte eine sehr effektive Lösung dar, auch wenn sie relativ aufwendig ist. Die Haut freut sich aber jedes Mal, wenn ich bei meiner Familie beim Besuch bin und das schöne, weiche Wasser genieße! Bei schweren Neurodermitis-Symptomen lohnt sich die Investition auf jeden Fall, aber vielleicht können Sie zuerst ihre Familienmitglieder oder Bekannte fragen, ob sie so eine solche Filteranlage haben, um sie gegebenenfalls auszuprobieren.

Eine weitere Möglichkeit ist die **katalytische Kalkbehandlung**, bei der die Struktur der Calcium-enthaltenden Molekülen geändert wird, sodass der Kalk nicht an den Sanitäroberflächen bleibt und das Wasser sich einstweile weich anfühlt. Die Calcium-Ionen bleiben allerdings im Wasser und nach einiger Zeit wandeln sich die Moleküle wieder in ihre ursprüngliche Form um.

18.2. BALNEOTHERAPIE

Neben verschiedenen Bädern mit Kräutern, Enterosgel, Moor, Heilerde, über die ich schon geschrieben habe und die Sie zu Hause selbst vorbereiten können, ist bei Neurodermitis auch ein Aufenthalt beim Meer oder in Thermen mit natürlichen Heilquellen hilfreich.

Das Tote Meer zieht seit Jahrhunderten Patienten mit verschiedensten Problemen an. **Das Baden im Wasser mit hohem Salzgehalt zusammen mit Sonnenbad bringt oft gute Ergebnisse bei Hauterkrankungen und mildert die Symptome.**[127][128]

Ein Sommeraufenthalt am Meer kann die Symptome für längere Zeit mildern und ist sehr zu empfehlen. Das salzige Wasser kann die gereizte, beschädigte Haut ein bisschen beißen, doch dabei handelt es sich genau um den Prozess der Desinfizierung, Reinigung und Versorgung mit Mineralen. Es lohnt sich, das Beißen auszuhalten, nach dem Bad noch mindestens 5–10 Minuten einwirken zu lassen und dann mit Süßwasser abzuwaschen.

Heutzutage gibt es aber auch in ganz Europa viele Kurorte, die Bäder mit ähnlichen Eigenschaften anbieten, wie das Wasser im Toten Meer hat. Als Alternative kann man ein solches Bad auch zu Hause schaffen – es ist ausreichend, das Salz (am besten mit der Bezeichnung „aus Totem Meer") zu kaufen und regelmäßig einmal bis zweimal pro Tag 20 Minuten das private Tote Meer genießen.

Andererseits sollte man zu lange Bäder vermeiden. Wenn Sie in der Badewanne liegen und merken, dass Ihre Haut langsam „knittrig" wird, ist es Zeit, sich abzutrocknen und einzucremen.

18.3. TRINKWASSERQUALITÄT

Auch die Trinkwasserqualität spiegelt sich natürlich in der Gesundheit wider. Im Wasser sind viele Stoffe aufgelöst, die dem Organismus nicht immer wirklich guttun. Im europäischen Kontext erfüllt das Leitungswasser in der Regel strenge Vorschriften, trotzdem unterscheidet sich die Wasserqualität und selbst wenn alle Normen erfüllt sind, kann es manchmal sein, dass das Wasser individuell nicht gut vertragen wird. Daher ist es wichtig, immer die Reaktion des Organismus zu beobachten.

Bei Neurodermitis müssen wir versuchen, dem Verzehr aller potenziellen Schadstoffe vorzubeugen. Unsere Aufmerksamkeit darf sich nicht nur auf die Haut beschränken, wir müssen die Aufnahme aller potenziellen Schadstoffe auf das Minimum reduzieren – auch jener, die scheinbar keinen Zusammenhang mit Neurodermitis aufweisen. Wir dürfen nicht vergessen, dass die Haut als Ausscheidungsorgan für alle aufgenommenen Schadstoffe dient und dass die atopische genetische Veranlagung vorherbestimmt, dass es bei übermäßiger toxischen Belastung zu Neurodermitis-Symptomen kommt. Die meisten Schadstoffe sind für jeden menschlichen Organismus schädlich, aber unsere Gene bestimmen, wie und wann (und ob überhaupt) sich die Belastung in Form einer Erkrankung auswirkt.

Von besonderer Bedeutung ist Nitrat. Nitrate sind wasserlösliche Salze aus Stickstoff, die von Natur aus im Boden vorkommen. Da sie den Pflanzen als Nährstoff dienen, werden sie in der Landwirtschaft in großen Mengen zum Düngen genutzt und gelangen so in den Erdboden. Da das Wasser in den meisten Fällen aus Grundwasser gewonnen wird, stellen Nitrate eine Gefahr dar. Sie kommen von Natur aus in kleineren Mengen insbesondere in Wurzelgemüse vor, wenn wir jedoch über das Trinkwasser Nitrate noch zusätzlich zu uns nehmen, so besteht die Gefahr, dass bestimmte Darmbakterien die chemischen Verbindungen so verändern, dass sich Nitrat zu *Nitrit* entwickelt. Dieses kann eine Vielzahl von chronischen Erkrankungen verursachen, vor allem Schilddrüsenerkrankungen, da Nitrit die Verarbeitung von Jod im Körper verhindert.

(Deswegen ist bei den meisten Fällen von Schilddrüsenerkrankungen gar nicht ein Mangel an Jod das Problem, wie es in der Schulmedizin oft angenommen wird, sondern eine zu hohe Zufuhr von Nitraten!)

Besonders Leute, die ihren eigenen Brunnen betreiben, sollten sich daher ihr Brunnenwasser analysieren lassen.

Viele von uns kaufen Trinkwasser in Flaschen. Hier sollte man auf jeden Fall **Glasflaschen bevorzugen**, weil die Plastikflaschen verschiedene toxische Chemikalien enthalten, die an das Wasser abgegeben werden und im menschlichen Körper als hormonaktive Stoffe wirken (siehe Kapitel 10.1. „Endokrine Disruptoren (Xenohormone)" auf der Seite 94).

Zu den verbreitetsten gehört **Bisphenol A (BPA)**, ein synthetisch vorbereiteter Stoff, der für die Herstellung von Polykarbonaten verwendet wird. Aus Polykarbonaten werden viele Gegenstände des täglichen Gebrauchs hergestellt, z. B. Plastikflaschen, Lebensmitteldosen, Geschirr aus Kunststoff usw. Die Auflösung von im Kunststoff befindlichen BPA ins Wasser wird durch Hitze noch mehr gefördert, weshalb Sie nie aus einer Plastikflasche trinken sollten, die länger an der Sonne lag, oder das Essen in der Mikrowelle in Kunststoffdosen erwärmen.

Dass BPA gefährlich ist, beweist auch die Tatsache, dass es in der Europäischen Union im 2011 in Babyflaschen verboten wurde. Es gibt unzählige Studien, die die Toxizität dieses Stoffes belegen, und viele weisen darauf hin, dass BPA für jeden lebenden Organismus schädlich ist. Da es aber so verbreitet und für die Industrie dank seiner Eigenschaften nützlich ist, wird die Umwelt weiter mit diesem Stoff verschmutzt.

Es gibt viele Produkte am Markt, die die Bezeichnung „BPA-frei" tragen. Das ist eine gute Alternative, doch in jedem Kunststoff kommen noch weitere Chemikalien vor, die sich besonders in der Hitze lösen. Bestimmt haben Sie schon erlebt, dass das Wasser aus einer Plastikflasche einen Kunststoff-Geschmack hatte. Ich würde deshalb jedem empfehlen, wenn immer es möglich ist, ausschließlich Glas zu bevorzugen.

Schritt 8: Psyche & Seele

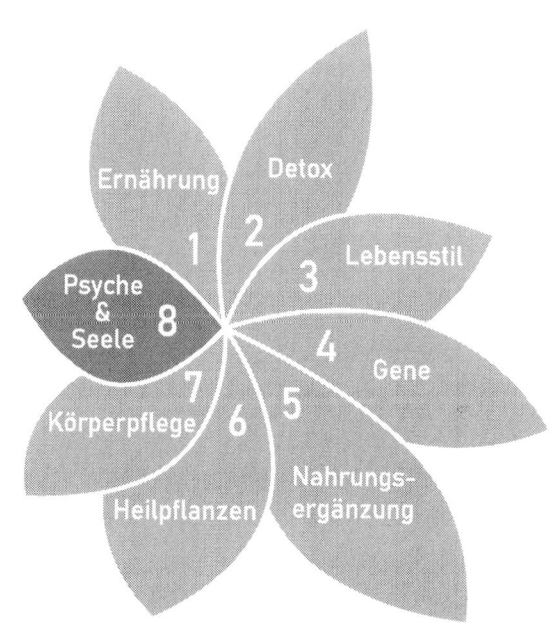

19. PSYCHE UND SEELE

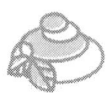

*„Alles Sichtbare ist nur ein Gleichnis
für das Unsichtbare."*

Thorwald Dethlefsen

Neurodermitis ist eng mit dem höheren Auftauchen diverser psychischer Probleme verbunden; genannt werden müssen in diesem Zusammenhang beispielsweise Depressionen, Angstzustände, Neigung zum Selbstmord, Konzentrationsstörungen, Hyperaktivität oder Autismus.[129][130][131] Nach dem jetzigen Stand der Wissenschaft hängen die Mechanismen psychischer Störungen bei Neurodermitis wahrscheinlich mit ihren unmittelbaren Auswirkungen auf die Lebensqualität zusammen.[132] Die Wissenschaft meint hierzu, dass die primären Hautsymptome der Neurodermitis die Lebensqualität negativ beeinflussen, was in Folge zu den oben genannten sekundären, psychischen Problemen führt. Dieser Zusammenhang erscheint logisch und gewiss liegt in dieser Behauptung auch ein Körnchen Wahrheit: Wegen des Juckreizes kann es zur Schlaflosigkeit kommen; das Aussehen der Haut beeinflusst die soziale Interaktion; manche Aktivitäten wie etwa Schwimmen oder, für Kinder, das Spielen im Sandkasten müssen unterlassen werden. Derartige Einschränkungen verändern zwangsläufig das Leben und können dementsprechend verschiedene psychische Probleme nach sich ziehen.

Eine psychologische Analyse und Behandlung des seelischen Zustandes sind also bei Neurodermitis untrennbarer Teil einer effektiven Therapie. Ohne Berücksichtigung und entsprechender Behandlung von Psyche und Seele erweist sich eine erfolgreiche Heilung besonders in schwereren Krankheitsfällen als praktisch unmöglich. Die Beziehung zwischen Körper und Seele muss durch eine ganzheitliche Betrachtungsweise in den Blick genommen werden. Wenn wir den Menschen ganzheitlich betrachten, so zeigt sich: Der physische Körper funktioniert immer im Zusammenhang mit den anderen Ebenen des menschlichen Daseins. Der Körper und die Seele dürfen nicht als strikt voneinander getrennte Einheiten erachtet werden.

19.1. DIE SUCHE NACH URSACHEN (KAUSALITÄT, FINALITÄT UND SYNCHRONIZITÄT)

Womöglich stellen Sie sich die Frage, ob bei Neurodermitis die körperliche Symptomatik die wahre Ursache der psychischen und seelischen Probleme ist – oder ob es sich auch umgekehrt verhalten könnte. Ob Neurodermitis psychische Probleme verursacht oder ob sie eher als Folge eines psychischen (seelischen) Zustandes auftaucht. In Wirklichkeit trifft beides zu. Neurodermitis kann gleichzeitig schlechte psychische Zustände verursachen und dabei selbst seelische Einstellungen als Ursache haben, aber die Dynamik an sich ist eher *synchron* als kausal.

Heutzutage sind wir es in hohem Maße gewohnt, Ereignisse als Folgen anderer Ereignisse wahrzunehmen und hinter jedem Phänomen Kausalität zu sehen. Auf diesem kausalen Prinzip basiert die gesamte Wissenschaft und im Grunde genommen unsere gesamte (westliche) Weltsicht. Auch die sogenannte Psychosomatik, die schon von der Wissenschaft mehr oder weniger akzeptiert wird, basiert auf einem kausalen Prinzip. Im engeren Sinne entspricht Psychosomatik in der heute gemeinhin gängigen Auffassung der Problematik einer begrenzten Anzahl an Erkrankungen, bei denen diverse physische Krankheitszustände, Änderungen und Funktionsstörungen durch den Zustand der Seele bzw. des psychischen Befindens bedingt sind.

Es ist sehr schwierig, sich vom einbahnigen, überwiegend naturwissenschaftlichen Kausalitätsdenken zu befreien – zumal lineares Denken und Auffassen insbesondere für kurze Zeitabschnitte dabei hilft, unserem Verständnis der Ereignisse eine stabile Struktur zu verschaffen. Kausalitätsdenken sucht die Ursache für gewöhnlich in der Vergangenheit (lat. *causa efficiens*). „Ich bin erkrankt, weil ich mich ungesund ernährt habe. Ich habe mich ungesund ernährt, weil ich nicht genug Informationen hatte."

Doch die Ursache kann durchaus auch in der Zukunft liegen; dann reden wir von Zweckursache (lat. *causa finalis*). „Ich gehe jetzt, weil mein Bus in 20 Minuten fährt", oder: „Ich muss viel lernen, weil ich in einem Monat eine Prüfung habe."

Kausalität und ihre Wirkungsrichtung(en) sind ein existenzialistisches Problem, das schon die großen Philosophen der Antike beschäftigte. Das naturwissenschaftliche Kausalitätsdenken verfolgt die Ursache in die Vergangenheit (*causa efficiens*), gründet auf einem mechanischen Wirkzusammenhang, und bezieht sich somit mehr oder weniger zwangsläufig auf die rein materielle Ebene. Geisteswissenschaftliches Denken sieht die Ursache eher als Zweck in der Zukunft (*causa finalis*), gründet auf Motivationen und Absichten, und bezieht somit auch eher die Psyche in die Überlegungen mit ein. Beide Betrachtungsweisen haben ihre Berechtigung und im Alltag können wir, wenngleich oft unbewusst, viele Anlässe für beide Formen des kausalen Denkens finden. Es liegt keine typische Situation einer strengen „Entweder – Oder"-Weltsicht vor, denn die beiden Denkweisen schließen einander nicht aus – sie ergänzen einander.

Wieso erzähle ich ausgerechnet in einem Buch über Neurodermitis von derartigen philosophischen Problemen, die auf den ersten Blick regelrecht weltfremd anmuten?

Die Antwort ist denkbar einfach: Um gänzliche (und ganzheitliche) Heilung finden zu können, müssen wir zunächst die Ursache(n) der vorhandenen Probleme aufspüren. Und um die Ursache(n) zu finden, ist es unerlässlich zu verstehen, dass es sich bei Kausalitäten nicht um eine Einbahnstraße handelt.

Im Grunde genommen eignet sich die Vorstellung, dass die Ursache eines Sachverhalts in der Vergangenheit liegt, wie bereits erwähnt, nur für vergleichsweise kurze Zeitabschnitte; im größeren Rahmen müssen wir aber auch die Finalität einbeziehen. Bislang wurden die Ursachen für Neurodermitis – auch hier im vorliegenden Buch! – ausschließlich in der Vergangenheit gesucht, indem mögliche Gründe für das Entstehen der Erkrankung in der Vergangenheit (Ernährung, Gene, äußerliche Reize bzw. Einflüsse) erörtert wurden. Geht man hingegen nun daran, auch die seelischen Zusammenhänge tiefgreifend zu erfassen, sollte man sich auch des Vorhandenseins der Finalität, d. h. der oben genannten *causa finalis*, deutlich bewusst sein. Das heißt, wir sollten uns die folgenden Fragen stellen:

▶ Wohin führt mich die Neurodermitis?

▶ In welchen Bereichen des Lebens zwingt mich die Neurodermitis zu einer Veränderung?

▶ Was hat mir die Erkrankung bisher positives beigebracht?

▶ Was sollte ich dank der Erkrankung aus diesen Veränderungen lernen?

Jede Erkrankung sollte letzendlich zu der essenziellen Frage unseres Lebens führen:

▶ Wieso bin ich hier? Was ist der Zweck meines Lebens?

Jeder, der sich gerade in einer schwierigen Situation im Leben befindet – und ich gehe davon aus, dass jede Erkrankung eine solche Situation darstellt – muss sich mit dieser Frage beschäftigen, um seinen Weg wiederzufinden. Wenn wir dem Grund unserer Existenz auf diesem Planeten näherzukommen imstande sind, begreifen wir zugleich den Zweck der Erkrankung (*causa finalis*). Auf diese Weise klärt sich schlagartig auch jene Frage, die zu Beginn dieses Buches gestellt wurde:

▶ Wieso bin ich erkrankt? (Was ist der Zweck meiner Erkrankung?)

Körper und Seele

Körperliche und psychische Symptome sind synchron und hängen eng zusammen – und müssen dementsprechend nicht nur gleichzeitig, sondern vor allem gleichwertig behandelt werden. Sie sind Manifestationen des gleichen ursprünglich vorhandenen Problems bzw. dienen, wenngleich auf verschiedenen Ebenen, letztlich dem gleichen Zweck. Der einzige Unterschied: Der Körper versucht nur, die ursprünglichen Probleme deutlicher zu Tage treten zu lassen.

Dies gilt natürlich für jede Erkrankung – Neurodermitis bildet hierbei keine Ausnahme. Alle psychischen Störungen oder Verletzungen der Seele, die unterdrückt werden, können sich früher oder später auf die körperliche Gesundheit auswirken – und zwar bei jedem Menschen in jenem Bereich, in welchem bereits genetische und andere Voraussetzungen für die spätere Ausgestaltung einer Erkrankung vorhanden sind. Umgekehrt können auch körperliche Beschwerden, vor allem diejenigen, die chronisch werden, auf die Psyche und Seele wirken.

Ursache vs. Zweck der Neurodermitis

Das Auftreten von Neurodermitis kann zum Beispiel ein Zeichen dafür sein, dass der Patient unbewusst versucht, Abstand von anderen Menschen und der Welt zu halten. Es ist seine Weise, mit der er andere Menschen vergrault, da er tief im Inneren Angst vor emotionaler Nähe hat. Vor allem bei kleinen Kindern ist jeder merkbare Unterschied ein „guter" Weg, aus dem Kollektiv ausgestoßen zu werden oder als Zielscheibe, etwa in Form von Mobbing, zu dienen. Neurodermitis hat in diesem Fall gewiss eine seelische Ursache in der Vergangenheit, doch gleichzeitig wohnt ihr auch ein Zweck bzw. ein bestimmtes Ziel inne: Vielleicht braucht die Seele diese Erfahrung, um zu lernen, alleine zu sein oder, ganz im Gegenteil, aus dem eigenen Schneckenhaus herauszukommen und an den Beziehungen zu bzw. mit anderen Menschen zu arbeiten. Sowohl der genaue (unbewusste) Grund als auch der Zweck der Neurodermitis müssen immer individuell untersucht werden.

Vielmehr als kausal ist es günstig (und hilfreich!), alle Dinge im Leben in einem analogen Zusammenhang, also synchron zu sehen: Wie oben, so unten, wie innen, so außen. Die Vergangenheit und die Zukunft treffen sich dieser Auffassung zufolge in der Gegenwart. Die Vergangenheit beeinflusst die Zukunft und umgekehrt.

Eigentlich zeigt sich die gesamte Information über einen Menschen stets überall: in seiner Psyche, an bzw. auf seinem Körper, durch seine Ausstrahlung, Bekleidung, Beziehungen, Haushalt – schlichtweg in jedem Aspekt, der Teil seines individuellen Lebens ist. Bildlich gesprochen liegt ein Mosaik vor, das, um vollständige Gesundung erlangen zu können, zerlegt und wieder zusammengesetzt werden muss.

Wenn ich also in diesem Buch von Ursache und Wirkung spreche, so tue ich dies aus einem einfachen Grund: Wir Menschen sind diese Form des Denkens gewohnt; außerdem hat sich gerade für kürzere Zeitabschnitte das Konzept der Kausalität als hilfreich erwiesen.

19.2. DIE FUNKTION DER HAUT GEMÄSS DEN PRINZIPIEN DER NATURHEILKUNDE

Die Haut bildet unsere wichtigste Grenze zwischen dem eigenen Organismus und der Außenwelt. Sie ist ein Abwehr- und Ausscheidungsorgan, aber ebenso kann sie auch Stoffe absorbieren. Die Haut sorgt also für Regulation und Gleichgewicht. Sie schützt unseren Körper vor Sonnenstrahlen, Chemikalien, physischen Reizen und verschiedensten Erregern (Viren, Bakterien, Keimen). Sie reguliert den Wasserhaushalt und gleicht Temperaturschwankungen aus. Auf physischer bzw. physiologischer Ebene ist ihre Funktion bestens bekannt.

Jedoch können all diese Eigenschaften und Funktionen gleichsam auf die psychische Ebene übertragen werden. So wie die Haut im physischen Sinne einer wichtigen funktionalen Grenze zu unserer Umgebung entspricht, spiegelt sie auch diese Abgrenzung zwischen dem Ich und der Außenwelt auf der mentalen und emotionalen Ebene wider.

Alles, was mit unserer Haut passiert, zeigt uns, ob wir in unseren Gedanken und Emotionen mit der Außenwelt im Gleichgewicht sind, oder ob (und wenn ja, wie) es an unserer Beziehung mit der Welt und mit anderen Leuten im wahrsten Sinne des Wortes krankt. Das Thema bleibt letztendlich stets gleich: Abgrenzung und Kontakt.

Eine Störung der Beziehung zur Außenwelt kann verschiedene Formen annehmen. Es kann sein, dass man Angst vor anderen Menschen hat, dass man kein gesundes Selbstbewusstsein hat, dass man Aufmerksamkeit fordert, dass man sich alleine fühlt, dass man seine Sexualität unterdrückt, oder dass man zu viel Aggressivität in sich trägt und diese unterdrückt. Es gibt so viele Möglichkeiten wie es Neurodermitis-Patienten gibt. Die Beziehung zwischen Ich und Außenwelt ist bei Neurodermitis aber von zentraler Bedeutung, indem im Zuge der Erkrankung die Grenze fundamental in Frage gestellt wird. Konkret gemeint ist jene Grenze, die das Gleichgewicht zwischen der Liebe zu sich selbst und der Liebe zu den Anderen bestimmt. Diese Grenze des Ichs muss man überwinden, um das Du zu finden. Deswegen hat Neurodermitis in ihrer reinsten Essenz immer etwas mit der Rolle der Liebe im Leben des Erkrankten zu tun. Wie ich gleich an dem Beispiel des Kaiserschnittes zeige, können die Ursachen weit in der Vergangenheit liegen, sodass die Erinnerungen tief im Unbewusstsein schlummern. In der Regel gilt für alle Hautausschläge, dass etwas Zurückgehaltenes bzw. Verdrängtes im wahrsten Sinne des Wortes an die Oberfläche, nämlich an die Oberfläche des Körpers, die Haut, drängt.

Da dieser Aspekt der Neurodermitis so individuell ist, ist es unzweifelhaft am besten, sich damit selbst einige Zeit zu befassen und sich vielleicht auch von einem Experten beraten zu lassen. Ich werde auch noch einige mögliche Methoden in diesem Buch vorstellen.

19.3. DER WEG ZUR GESUNDUNG DER SEELE

Jede Hauterkrankung ist ein Impuls für eine Veränderung der Ernährung, der Gewohnheiten, des Denkens und für eine bewusste Arbeit an Beziehungen. Neurodermitis tritt im Wesentlichen auf, um unmissverständlich zu zeigen, dass die bisherige Lebensweise ungeeignet und schädlich für Körper und Seele ist. Wenn diese Mechanismen ins Bewusstsein gelangen, können sie gezielt bearbeitet werden. Das Wissen um diese Mechanismen gibt uns wiederum Macht, um entsprechend zu handeln. Was unbewusst ist, befindet sich hingegen außerhalb unseres im Bewusstsein verorteten Betätigungsfeldes und steht somit dem geistigen Wachstum im Weg.

> Um den psychologischen Hintergrund Ihrer Neurodermitis erfolgreich zu heilen, müssen Sie für sich selbst klären, welche unbewussten Einstellungen, Ängste oder Verhaltensmuster Ihre Haut ausdrückt, welche seelischen Bedürfnisse sie widerspiegelt.

Das Unbewusstsein ist mächtig und setzt häufig diverse seelische Erfordernisse durch, ohne dass wir dies mit unserem Verstand bewusst bemerken würden. Es ist notwendig, dass man seine eigenen Verhaltensmuster entdeckt. Die Verschiebung der psychischen Ursache der Neurodermitis auf die Ebene der bewussten Wahrnehmung ist hierbei der erste Schritt.

Anhand der folgenden Beispiele – Kaiserschnitt und Stress – soll gezeigt werden, wie die Seele zu uns spricht und weshalb es erforderlich ist, nicht nur den physischen Körper zu behandeln.

Kaiserschnitt

Ein Kaiserschnitt hängt mit der Entstehung von Neurodermitis oft eng zusammen. Zum einen wird beim herkömmlichen Geburtsprozess der Darm des Kindes von guten, weil nützlichen Bakterien besiedelt, die sich im Vaginaltrakt der Mutter befinden. Dies passiert beim Kaiserschnitt naturgemäß nicht. Das Kind tritt dementsprechend ohne gesunde Darmflora ins Leben ein, obwohl diese gerade bei der Neurodermitis – und bei vielen anderen Erkrankungen – so wichtig wäre.[133]

Zum anderen hat der Kaiserschnitt noch eine weitere Konsequenz, die sich manchmal ein Leben lang auf der psychischen Ebene auswirken kann. Der Kaiserschnitt ist, wenngleich oft anders dargestellt, nichts als eine reguläre Operation mit letztlich allem, was dazu gehört. Die Frau ist ohne Bewusstsein, das heißt, sie ist unmittelbar nach der Geburt nicht für ihr Kind da, um es auf der Welt willkommen zu heißen, zu umarmen und ihm durch ihre Geborgenheit zu versichern, dass ihm nichts Schlechtes widerfahren wird. Das wehrlose Kind wird im Rahmen des Kaiserschnitts unmittelbar nach der Geburt ausgerechnet von dem einzigen Menschen getrennt, den es bis dahin überhaupt kennt.

Diese Trennung ist natürlich ein traumatisches Erlebnis, obwohl viele Betroffene sie in ihrem späteren Leben vergessen. Allerdings: „Vergessen" ist hierfür kaum das richtige Wort, da das Problem, wenngleich unbewusst, nach wie vor vorhanden ist. Wenn wir etwas ins Unbewusstsein abschieben, sprechen Psychotherapeuten gemeinhin von Verdrängung. Wird ein Trauma allerdings verdrängt, kann es sich noch immer in Form verschiedener psychischer (oder auch physischer) Probleme manifestieren.

Ein Kind, das per Kaiserschnitt auf die Welt geholt wurde, kann an Gefühlen der Einsamkeit leiden, es kann Angst vor der Welt haben, es kann zu übermäßigem Abhängigkeitsverhalten (dem sogenannten „Klammern") neigen, weil in ihm stets das Trauma schlummert, dass es (aus seiner Sicht) wieder plötzlich verlassen werden könnte. All diese Verletzungen der Seele können sich in Gestalt der Neurodermitis auf der Haut zeigen, da die Haut unsere Beziehung zur Außenwelt widerspiegelt.

Sollten Sie sich und Ihr bisheriges Schicksal in den obigen Ausführungen wiedererkennen, ist es zweifelsohne ratsam, dieses Trauma entweder mit Hilfe eines Therapeuten oder auch alleine neulich ins Bewusstsein zu holen und schließlich in ihr bewusst erlebtes Dasein zu integrieren.

Stress, Eile und zwischenmenschliche Kommunikation

Von einer Frau habe ich eine interessante Aussage über Stress und Neurodermitis gehört: „Meine Neurodermitis-Symptome verschlimmern sich, wenn ich im Stress bin, und ich bin im Stress, wenn ich merke, dass sich die Neurodermitis-Symptome verschlechtern." Ein Teufelskreis.

Stress ist ein bedeutender Faktor vieler Erkrankungen. Manchmal steht man unter Stress, ohne sich dessen selbst bewusst zu sein. Die heutzutage übliche, hektische Lebensweise bereitet viel Druck. Gesellschaftlich werden uns Ansprüche auferlegt, die sich auf den ersten Blick im Grunde von jenen unserer Vorfahren gar nicht so stark unterscheiden – aber bei näherer Betrachtung zeigen sich deutliche Unterschiede zu früheren Zeiten: Nicht zuletzt haben sich die Möglichkeiten im Leben, und somit auch die Lebensgeschwindigkeit, enorm verändert.

Durch neuartige Technologien hat sich das Leben beschleunigt; durch moderne Mobilität und Kommunikationsmöglichkeiten wurden räumliche Entfernungen nicht nur verkürzt, sondern bisweilen geradezu irrelevant. Dank Internet sind wir im ständigen Kontakt mit der Welt, lesen Nachrichten darüber, was auf der anderen Seite der Erde geschieht, viele Menschen sind von Computer und Handy inzwischen regelrecht abhängig; auf der anderen Seite sind zwischenmenschliche Kommunikation und Interaktion häufig stark begrenzt.

Weil die Haut eine symbolische Grenze zwischen dem Ich und der Außenwelt darstellt, spiegelt sie unsere Fähigkeit und Art wider, wie wir mit unserer Umgebung umgehen können. Die moderne, hektische Lebensweise, in der sich die Leute trotz verbesserter Kommunikationsmöglichkeiten paradoxerweise voneinander entfernen (und manche überhaupt nur noch in der Cyberwelt zu leben scheinen), kann die natürlichen, d. h. realen Interaktions- und Kommunikationsfähigkeiten negativ beeinflussen.

Ich will damit nicht sagen, dass Sie auf die neuesten Technologien verzichten sollten. Vielleicht trifft das auf Sie auch gar nicht zu. Jedoch ist es ein Punkt, den Sie bei Neurodermitis vergleichsweise leicht selbst überprüfen können, indem Sie diesem Thema ein bisschen Aufmerksamkeit schenken.

Will ich mich von meiner Neurodermitis wirklich verabschieden?

Diese Frage mag für Sie gewiss mehr als nur befremdlich klingen. Selbstverständlich wollen Sie den Weg zur Selbstheilung beschreiten – andernfalls hätten Sie doch dieses Buch gar nicht erst gekauft! Bisweilen existiert jedoch ein wesentlicher Unterschied zwischen dem, was wir wirklich wollen, also *was unsere Seele will und braucht,* und dem, *was wir mit unserem Verstand denken, was wir wollen.*

Dieser Zwiespalt steckt hinter allen Situationen, in denen wir nicht das erlangen oder erreichen, was wir eigentlich erlangen bzw. erreichen möchten. Die unbequeme, aber einfache Wahrheit dahinter ist: Unsere Seele will oft gar nicht das erlangen oder erreichen, was Sie zu erlangen bzw. erreichen zu wünschen glauben – und dies schlicht und ergreifend aus einem denkbar einfachen Grund: Ihre Seele benötigt in diesem Fall für Ihre spirituelle Entwicklung in Wahrheit etwas völlig anderes als das, von dem Sie vielleicht felsenfest überzeugt sind, dass Sie es benötigen. Solange unsere Seele und unser Verstand als zwei voneinander getrennte Einheiten aufgefasst werden, kommt es immer wieder zu unerfreulichen Situationen, in denen wir unglücklich sind, weil wir nicht das vom Leben bekommen, von dem wir denken, dass wir es wollen.

Viele Erkrankte sind unbeirrbar der Ansicht, dass sie sich heilen wollen und dass sie auch alles Mögliche (und Unmögliche) für ihre Heilung tun; als Folge dieser Ansicht erscheint ihnen die Erkrankung als eine Fügung des Schicksals, das ihnen ungerechterweise widerfährt. Diese Haltung zeigt jedoch vielmehr, dass man immer noch *gegen* die Krankheit kämpft und deswegen auch ihre wahre Botschaft nicht zu hören vermag. Die Erkrankung ist da, um uns etwas beizubringen; sie verschwindet erst dann, wenn wir sie nicht mehr „brauchen", weil wir die Botschaft, die die Krankheit in Wirklichkeit übermitteln möchte, tatsächlich begriffen haben.

Denken Sie darüber nach, ob Ihnen die Neurodermitis eigentlich nicht doch irgendwie hilft. Das klingt verrückt? Auf den ersten Blick gewiss! Ich bin mir aber ziemlich sicher, dass Ihre Erkrankung Ihnen helfen kann. Zumindest, indem sie Sie zu einer ausgewogenen Ernährung auffordert. Offensichtlich hat die Erkrankung Sie zum Kauf dieses Buches bewegt, also auf den Weg der Naturmedizin geführt und Sie auf diese Weise zur Annahme der Verantwortung für Ihre eigene Gesundheit angehalten. Die Annahme der Verantwortung für das eigene Leben ist ein wichtiger Schritt für die Seele, denn ohne diesen in jeglicher Hinsicht grundlegenden Schritt kann sie spirituell nicht wachsen.

Neurodermitis ist nicht Ihr Feind, sondern ein Weg – Ihr Weg, den Ihre Seele ausgewählt hat: Während und indem Sie diesen Weg beschreiten, sollen Sie letzten Endes etwas davon lernen. Erst, wenn Ihnen diese Botschaft bewusst ist, können Sie die Neurodermitis auf der psychischen Ebene heilen.

19.4. PERSÖNLICHKEITSENTFALTUNG UND SCHICKSAAL

Ich gehe davon aus, dass Sie sich heilen wollen und dass Sie den Willen der Seele verstehen möchten. Ich werde Ihnen also eine mögliche Weltsicht anbieten, die auf einem uralten Wissen gründet. Dieses Wissen bestand bereits lange Zeit, bevor die Naturwissenschaften im 17. Jahrhundert ihre Herrschaft über unsere Welt und unsere Weltsicht antraten – und es bietet eine viel umfassendere Erklärung unserer Existenz als es die heutige Wissenschaft zu tun vermag.

Wir haben schon gesehen, dass Heilung immer mit Bewusstseinserweiterung einhergeht. Man erkrankt, weil man etwas lernen muss – die Erkrankung hat einen Zweck. Damit man die potenziellen seelischen Aspekte der Neurodermitis entdecken und bearbeiten kann, muss ein Pfad beschritten werden, den wir, der Einfachheit halber, als Persönlichkeitsentfaltung bezeichnen können. Sie ist nichts anderes als ein Prozess, im Zuge dessen wir uns selbst besser kennen lernen und die Geheimnisse unseres Unbewusstseins entdecken. Denn wie sollte man sonst herausfinden, wie und ob die eigene Beziehung zur Welt überhaupt funktioniert und ob sie möglicherweise zu den Ursachen Ihrer individuellen Neurodermitis-Erkrankung zählt?

Diese Selbsterkenntnis, in der wir uns innerlich öffnen, lässt uns unseren seelischen Zustand und seine Disharmonien erkennen. Die psychischen Aspekte der Neurodermitis wie Angst, Beklemmung, Aggressivität oder Ärger sind im Grunde genommen ein Ausdruck der Belastung unserer Seele und Folgen unserer Vergangenheit. Um sie wirklich bearbeiten und harmonisieren zu können, müssen wir das Prinzip des Lebens, Karma und Schicksal besser begreifen. Lassen Sie mich also an dieser Stelle kurz ein Modell vorstellen, das das Wandern der Seele und das Erlangen diverser Persönlichkeitseigenschaften verständlich erklärt.

Verschiedene Lehren präsentieren das menschliche Leben als Teil einer langen Strecke, auf der sich die Seele vielmals in Gestalt eines physischen Körpers in vielen einzelnen Leben inkarnieren muss, damit sie ihr Karma (d. h. Folgen von früheren Handlungen) „auflöst", alle Angelegenheiten zufriedenstellend erledigen und sich von psychischen „Altlasten" lösen kann, auf diese Weise ein Gleichgewicht herstellt und somit wieder in die Einheit (Nirvana, Erleuchtung) zurückkehren kann. Das hierbei angestrebte Ziel schlechthin ist das Gleichgewicht. Die Erlangung des Gleichgewichts und das damit einhergehende Gefühl von Einheit und innerer Harmonie sind zeitgleich der eigentliche Grund, weshalb man sich aktiv um Persönlichkeitsentfaltung bemühen sollte.

Grundsätzlich hat jeder von uns sehr individuelle Charaktereigenschaften, durch die wir unsere Lebensenergie manifestieren. Diese Eigenschaften (oder energetische Qualitäten) zeigen den jetzigen Stand unserer Seele. Weil die Seele diese Qualitäten besitzt, ist sie letztlich auch aus dem Gleichgewicht geraten. So kann jemand beispielsweise sehr selbstbewusst, sogar egoistisch sein, während ein Anderer einen Mangel an Selbstbewusstsein aufweist. Beide Fälle sind Ausprägungen zweier Extreme, zwei Gegenpole derselben Achse. Auch die übermäßige Selbstaufopferung von Menschen, die leiden, damit es anderen gut geht, entspricht nur dem ungesunden, weil extremen Gegenpol zu jenen Menschen, die nur an ihren eigenen Profit denken. Während Letztere anderen Menschen schaden, schaden Erstere sich selbst – und somit ausgerechnet jener Person, für die sie in erster Linie verantwortlich sind! Zum Gleichgewicht führt hingegen immer der (wohl nicht nur rein zufällig sprichwörtlich gewordene!) „gesunde Mittelweg". Die Seele inkarniert sich in einen physischen Körper, damit sie sich in der materiellen Welt durch Erfahrungen entwickeln kann.

Deshalb ist es unablässig, zuerst sich selbst kennenzulernen und die eigenen disharmonischen Eigenschaften zu entdecken, damit man schließlich den Weg zur Harmonie beschreiten kann. Seelische Entfaltung gehört zu unser aller Leben – egal ob bewusst oder nicht. Leidet man aber an einer chronischen Erkrankung, ist dieser Schritt im Leben besonders wichtig, denn wie bereits erklärt wurde, sind physische, ätherische, astrale, mentale sowie die restlichen Ebenen allesamt eng miteinander verbunden.

20. THERAPIE DER SEELE

Es gibt viele Arten, Methoden und Therapien, die die Persönlichkeitsentfaltung fördern und auf diese Weise den Weg zur Harmonisierung der Seele eröffnen können. Selbsterkenntnis, Schonung der Seele, ganzheitliche Gesundung und die Suche nach Selbstverwirklichung und dem Zweck der eigenen Existenz – all diese Prozesse hängen eng zusammen und zeitigen auf unverkennbare Weise Auswirkungen auf den Gesundheitszustand. Es ist daher empfehlenswert, unablässig Zeit und Energie in persönliche Übungen zu investieren, die diesen nicht-materiellen Aspekt des Lebens zu Tage fördern und auf diese Art einen Zugang zu umfassender persönlicher Weisheit eröffnen können. Dieser Zugang nimmt individuell unterschiedliche Formen an. Mentale Übungen wie Mediation und Gebete, körperliche Übungen wie Yoga oder Tai-Chi, das Führen eines Tagebuchs, das Lesen oder eigene Verfassen von Poesie, das Lesen von Büchern oder Gespräche mit anderen Menschen – die Optionen sind hierbei unendlich.

Darüber hinaus gibt es zahlreiche naturheilkundliche Methoden, welche die Gesundung und Entwicklung auf der seelischen Ebene zu fördern imstande sind. Da dies stets ein individueller Weg ist, eignet sich nicht jede Methode für jeden. Gerade deswegen möchte ich einige dieser Methoden als mögliche Optionen näher vorstellen.

20.1. BACH-BLÜTENESSENZEN

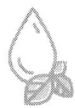

Bach-Blütenessenzen sind aus den Pflanzen gewonnene, feinstoffliche Heilmittel, die ähnlich wie Homöopathika als Informationsarzneien funktionieren, vor allem **auf der mentalen und emotionalen Ebene.** Sie können für akute sowie chronische Beschwerden eingesetzt werden.

Es gibt insgesamt 38 Blütenessenzen und eine zusätzliche „Rescue remedy", die für akute Fälle bestimmt ist. Jede Essenz entspricht einem typischen Persönlichkeitsbild und behandelt eine bestimmte Problematik auf der mentalen und emotionalen Ebene. Ich werde nicht alle 38 Essenzen anführen, sondern nur jene, die für die Behandlung von Neurodermitis potenziell am hilfreichsten sein können. Sie können in der Spalte „Problematik" das Bild finden, das Ihnen am besten entspricht. Als Problematik sind extreme Eigenschaften angeführt, jedoch muss das Bild nicht völlig genau sein, denn es sind die Extreme, die Pole der Achse. Nutzen Sie Ihre Intuition, um das am besten entsprechende Bild zu finden. In der Spalte „Potenzial" wird immer geschrieben, wie die Eigenschaften ins Gleichgewicht gebracht werden können – was das Ziel ist.

Essenz	Problematik	Potenzial
Nr. 4 Centaury	vermeidet Konflikte; tut, was die anderen wollen; nimmt eigene Bedürfnisse und Interessen nicht wahr	Selbstbehauptung; Willenskraft; Durchsetzung eigener Bedürfnisse; Fähigkeit *nein* zu sagen
Nr. 6 Cherry Plum	unterdrückte Gefühle und zwanghafte Gedanken; unbeherrschbare Ausbrüche; Angst vor der Verlust der Selbstbeherrschung	innere Ruhe; Wahrnehmung und Verarbeitung von eigenen Gefühlen und Emotionen

Essenz	Problematik	Potenzial
Nr. 8 Chicory	mehr gibt, als man hat; versucht, andere an sich abhängig zu machen; kann nicht alleine sein	bedingungslose Liebe; Selbstlosigkeit
Nr. 12 Gentian	ist pessimistisch; denkt negativ; vertraut sich nicht; ist unsicher	gesundes Vertrauen und Glauben an sich selbst und an andere Menschen
Nr. 14 Heather	Angst, alleine zu sein; Verlustängste; Einsamkeits- gefühle; redet gerne über sich selbst; Egozentrismus	Selbstständigkeit; kann Liebe geben; Fähigkeit, alleine zu sein
Nr. 15 Holly	ist neidisch, rachgierig, misstrauisch und geizig; hat Wutausbrüche	Vertrauen; Liebe
Nr. 18 Impatiens	Anspannung; Stress; Ungeduld; zu schnelles Lebenstempo	Geduld; Ruhe; Gelassenheit
Nr. 19 Larch	fühlt sich minderwertig; mangelndes Selbstvertrauen; erwartet ständig Misserfolg	Selbstvertrauen; erkennt seinen Wert
Nr. 20 Mimulus	hat Ängste vor bekannten konkreten Sachen und Situa- tionen (Menschen, Spinnen, Dunkelheit, Beruf, Schule); ist schüchtern und sensibel	Mut; Verarbeitung von äußeren Reizen

Essenz	Problematik	Potenzial
Nr. 24 Pine	Selbstvorwürfe; fehlende Liebe zu sich selbst; entschuldigt sich oft; übernimmt die Verantwortung für andere	kann sich selbst vergeben; liebt sich; erkennt die Grenzen seiner Verantwortung und Kompetenzen
Nr. 25 Red Chestnut	zu enge Bindung zu anderen; ist unfähig, einen geliebten Menschen loszulassen; übertriebene Angst um andere Menschen	Abgrenzungsfähigkeit; Leben in der Gegenwart; ist fähig, sich von anderen Menschen und Sachen zu trennen

20.2. KRÄUTER FÜR DIE PSYCHE

Verschiedene Kräuter sind ein traditionelles Mittel gegen psychische Beschwerden, die unter anderem auch zu Neurodermitis beitragen können. Kräuter für die Beruhigung und Harmonie der Psyche werden zweimal täglich als Tee oder als Extrakte in Kapseln genommen und am besten individuell an die Persönlichkeit angepasst. Es wird empfohlen, nach 4 Wochen täglicher Kräuterkur eine Pause zu machen.

Johanniskraut (Hypericum perforatum)

Johanniskraut ist ein gut bekanntes Antidepressivum und wird auch bei **Angststörungen** und **innerer Unruhe** erfolgreich eingesetzt. Es hat einen beruhigenden Effekt und stabilisiert die Stimmungsschwankungen. Jedoch sollten Sie es nicht mit anderen Arzneimitteln kombinieren, vor allem mit hormoneller Antikonzeption, Arzneien, die Blutdruck modifizieren, und Antidepressiva. In diesem Fall sollten Sie Ihre Gesundheitssituation mit Ihrem Arzt über besprechen.

Melisse (Melissa officinalis)

Melisse hat vielfältige Heilwirkungen, sie kann aber vor allem **innere Unruhe** und **Nervosität** lindern. Sie wirkt aufmunternd, beruhigend, schmerzstillend und entspannend.

Baldrian (Valeriana officinalis)

Baldrian wirkt gut bei **Unruhe, Schlafstörungen, Konzentrationsschwäche** und **Spannungszuständen.** Es ist aber ziemlich stark und dämpfend und ist nicht geeignet bei moderatem täglichen Stress.

Thymian (Thymus vulgaris)

Neben seiner hervorragenden Wirksamkeit bei Husten, Bronchitis und Verdauungsproblemen wirkt Thymian beruhigend auf das Nervensystem und kann bei Schlafstörungen eingesetzt werden.

Lavendel (Lavandula angustifolia)

Lavendel harmonisiert die Psyche und kann nicht nur als Teekraut verwendet werden, sondern auch als Öl zu einer entspannenden Massage oder als Duft für den Körper oder Wohnung.

Sie können die folgenden Kombinationen ausprobieren, je nachdem, welche psychischen Probleme überwiegen.

Rosenwurz (Rhodiola rosea)

Rhodiola ist eine wunderbare, wertvolle Pflanze, die mir selbst sehr geholfen hat. Es hilft bei depressiven Verstimmungen und Angstzuständen, aber auch gegen Stress.

Allerdings ist diese Pflanze auch hormonell und kann der Gehalt des Hormons Progesteron steigern. Hier sollte besonders bei gynäkologischen Erkrankungen aufgepasst werden.

Art der Beschwerden	Kräuterkombination
Stress	**Johanniskraut + Baldrian + Thymian;** zusätzlich möglich: **Rosenwurz, Cannabis, Waldmeister** *(Galium odoratum)*
Milder Stress	**Johanniskraut + Melisse + Lavendel;** zusätzlich möglich: **Thymian**
Nervosität und Beklemmung	**Johanniskraut + Hopfen + Baldrian**
Depression	**Baldrian + Johanniskraut**

20.3. HOMÖOPATHIKA

Während das System der Schüssler-Salze von Dr. Schüssler so gestaltet wurde, dass es in jedem Haushalt einfach verwendet werden kann (daher auch die relativ niedrige Anzahl der Salze), ist es für Laien eindeutig komplizierter Homöopathika richtig anzuwenden. Ich sage absichtlich nicht, dass es unmöglich wäre, denn auch Anfänger und Autodidakten haben manchmal mit homöopathischen Arzneimitteln Erfolg. Doch es gibt viele Fälle, in denen selbst professionelle Homöopathen mit ihrer Auswahl keine Verbesserungen erzielen. Ich persönlich konnte mit der Homöopathie nie Erfolge feiern, aber das ist kein Grund dafür, sie an dieser Stelle nicht zu erwähnen, denn jeder Mensch ist anders.

Homöopathie als Heiltherapie hat in der Medizinwelt bestimmt ihren Platz und trotz aller Einwände konnte von Skeptikern nie bewiesen werden, dass sie nicht funktioniere. Sie fußt selbstverständlich nicht auf dem gleichen materiellen quantitativen Prinzip wie die üblichen westlichen Arzneien.

Ihre Wirkung basiert auf dem **Ähnlichkeitsprinzip**, auf Lateinisch „similia similibus curentur" („Ähnliches möge durch Ähnliches geheilt werden"). In der Homöopathie werden solche Arzneimittel zur Heilung einer Krankheit verwendet, die bei einem Gesunden ähnliche Symptome wie bei Kranken hervorrufen.[134] Im Gegensatz zu den Schüssler-Salzen werden dem Körper also keine fehlenden Mineralstoffe zugeführt, sondern **der Organismus wird mit einem Reiz angeregt, der dieselben energetischen Wellen hat, wie die Krankheit.** Homöopathische Arzneien vermitteln dem Organismus Informationen. Wie schon erläutert wurde, muss die Heilung jeder Erkrankung mit der Erweiterung des Bewusstseins einhergehen, denn der Sinn jeder Erkrankung ist es, uns auf unserem Lebensweg einen Lernprozess zu vermitteln.

Allerdings halte ich es für falsch, zu erwarten, dass nur aufgrund eines feinstofflichen Reizes (Information, energetische Anregung) der starke materielle Schaden des Körpers wie durch ein Wunder vollständig geheilt werden könnte.

Da die finalen Auswirkungen der Neurodermitis größtenteils auf der körperlichen Ebene (genetische Prädisposition, Ernährung) zu suchen sind, muss letztlich auch genau dort die Therapie ansetzen. Aufgrund der Tatsache, dass es sich bei Homöopathika um sehr feinstoffliche (Informations-)Arzneimittel handelt, ist eine ausschließlich mit homöopathischen Stoffen erfolgende Therapie zwangsläufig zum Scheitern verurteilt. Sie können bei Neurodermitis nicht erwarten, dass Sie ein Homöopathikum von sämtlichen Symptomen befreit, während Sie in aller Ruhe Ihren Darm und Körper weiterhin mit Schadstoffen belasten. Jegliche Behandlungsarten auf feinstofflichen Ebenen können sich erst dann als sinnvoll und effektiv erweisen, wenn die physische, ätherische, astrale und mentale Ebene bereits miteinander in Harmonie gebracht wurden. Erinnern wir uns an dieser Stelle an das Kapitel 4.1. „Nicht nur den physischen Körper heilen (Anatomie der Aura)" auf der Seite 38.

Ich halte Homöopathika für ein hilfreiches Mittel in jener Phase der Neurodermitis-Therapie, in der man die negativen Reize auf der Ebene des physischen Körpers bereits eliminiert hat und die Therapie auf die Psyche und Persönlichkeit gerichtet werden kann. Dann können die feineren, tiefen Ebenen harmonisiert werden.

In leichteren Fällen kann man allerdings an das Problem von allen Seiten zeitgleich angehen, indem der Weg zur Heilung offensiv beschritten wird: Primär durch die Umstellung der Ernährung und der Lebensweise auf der körperlichen

Ebene und parallel hierzu durch den Einsatz von Homöopathika auf nicht materiellen Ebenen. Jedoch muss an dieser Stelle erneut betont werden, dass die Ernährungsweise bei allen Erkrankungen essenziell ist, denn unsere Nahrung und die darin enthaltenen Nährstoffe dienen buchstäblich als Bausteine unseres physischen Körpers.

Da die Homöopathie so komplex geworden ist (die Anzahl an homöopathischen Arzneien wird immer höher und aktuell gibt es bereits mehr als 5.000 Arten!), ist die Wahl ein bisschen schwieriger geworden. Während bei akuten Beständen auch Laien mit Homöopathika Erfolge haben können, bei chronischen Erkrankungen muss das Homöopathikum viel genauer an die Persönlichkeit angepasst werden. Es muss gleichzeitig den individuellen physischen und psychischen Problemen des Patienten entsprechen. Homöopathie heilt nämlich nicht die Symptome, sondern den Menschen. Deswegen muss die Arznei beim Einsatz dem Menschen als ganz einzigartigem Wesen entsprechen.

Aus diesen Gründen würde es nur wenig Sinn machen, an dieser Stelle irgendwelche Homöopathika anzuführen. Vielen Menschen hat Homöopathie aber geholfen und ich sehe keinen Grund, wieso es bei einem Homöopathen nicht ausprobiert werden sollte. Es gibt Menschen, die behaupten, dass sie nur dank den Homöopathika genesen seien.

20.4. YOGA

Wahrscheinlich hat jeder schon mehr oder weniger von Yoga gehört. In den letzten zwei Jahrzehnten ist es extrem populär geworden und hat sich zu einem Milliardengeschäft entwickelt. Doch unabhängig des Yoga-Booms der letzten Jahre, ist diese Praxis schon seit ein paar Jahrtausenden ein möglicher Weg zur Kultivierung des Äußeren sowie des Inneren.

Yoga ist nicht nur ein körperliches Training, sondern auch eine geistige Übung und eine Art zu Leben. Yoga heißt *bewusst zu Leben*. Der Einstieg in die tägliche Yoga-Praxis kann schwierig sein, denn es geht nicht nur um mehr oder weniger anstrengende Yoga-Positionen, sondern auch um eine bewusste

Atmung und Meditation. In der Folge reduziert regelmäßiges Yoga Stress, beruhigt das wilde, von Gedanken getriebene Gemüt und führt zum emotionalen Gleichgewicht. Ein idealer Weg für Neurodermitis-Patienten, deren Symptome mit Stress, Aggressivität (auch unterdrückter) oder Emotionen wie Ärger und Angst zu tun haben. Wenn Sie spüren, dass ihre Psyche ein bisschen mehr Balance und Frieden gebrauchen könnte, probieren Sie Yoga einfach einmal. Sie brauchen nicht gleich eine Stunde täglich zu üben, Kopfstände machen oder teure Yoga-Bekleidung kaufen, um Yoga praktizieren zu können. Die folgenden Tatsachen werden im modernen, kommerziellen Yoga-Wahnsinn in der Regel übersehen:

- Es ist wirklich egal, welche Bekleidung Sie beim Yoga tragen. Eine teure, wunderschön bedruckte Hose wird Ihnen bei der Meditation nicht helfen. Ihre Bekleidung sollte vor allem angenehm sein.

- Sie müssen nicht unbedingt in einen Yogakurs gehen. Eine private Yogastunde zuhause hat ihre Vorteile. Gruppenmeditation und Übungen sind nicht für jeden geeignet, für manche Menschen stellen sie für die geistige Entspannung eher ein Hindernis dar. Yoga können Sie auch alleine mit Büchern und Videos üben lernen.

20.5. MASSAGE UND ENTSPANNUNG

Es ist eine wohlbekannte Tatsache, dass viele Rücken-, Kopf- und anderen Schmerzen psychosomatisch sind. Weil alle Ebenen unseres Seins verbunden sind, funktioniert die Therapie nicht nur in einer Richtung, also Milderung der physischen Beschwerden durch psychologische Behandlung, sondern auch umgekehrt. Die körperliche Pflege wirkt sich positiv auf die Psyche und Seele aus. Wenn wir unsere Persönlichkeit entfalten und uns spirituell entwickeln wollen, müssen wir auch den physischen Körper gut behandeln und bemuttern. Das wirkt sich positiv auf die Seele aus und im Gegenzug wieder auf den Körper.

Gleich zwei Studien haben gezeigt, dass Muskelmassage und Entspannungstherapien bei der Neurodermitis-Behandlung nutzbringend sind, indem sie den

Stress mildern.[135][136] Allgemein wird die Lebensqualität erhöht, der Juckreiz gelindert und der Schlaf verbessert. Nehmen Sie sich also Zeit für sich selbst, gönnen Sie sich eine Massage, fahren Sie zum eintägigen Thermen-Urlaub, pflegen Sie den Körper!

20.6. HYPNOSE UND REGRESSIVE PSYCHOTHERAPIE

Hypnose als eine der möglichen Optionen muss Erwähnung finden, da sie, wie anhand einer Studie belegt wurde, nachweislich zur Milderung der Symptome führt.[137] Es ist ein möglicher Weg, jedoch kann eine Hypnose auch gefährlich sein, wenn sie nicht von einem guten Professionellen durchgeführt wird, oder wenn der Patient für eine solche Bearbeitung des Unbewusstseins nicht bereit ist. Im Grunde zielt die Hypnose auf das Unbewusste ab, um seine Äußerung in Form des Verhaltens, Erkrankung oder Wahrnehmung zu verändern.

Zu bedenken ist in diesem Zusammenhang, dass Hypnose einen starken Machtaspekt beinhaltet. Hypnose im wahren Sinne überzeichnet die wirklichen Verhältnisse, weswegen sie nie zu einer wahren Bewusstseinserweiterung führen kann. Denn jede Bewusstseinserweiterung liegt in der Erkenntnis der Wahrheit. Diese vermittelt die Hypnose aber nicht. Im hypnotischen Zustand kann man dem Hypnotisierten, ungeachtet der realen Verhältnisse und wider besseren Wissens im Zustand völligen Bewusstseins, so ziemlich alles suggerieren – etwa, dass ausnahmslos alle in seinem persönlichen Umfeld glatzköpfig seien, dass er seine Beine nicht bewegen könne oder dass er ein Mitglied einer Königsfamilie sei. Im wahren Sinne ist die Hypnose eher eine Überzeichnung der Realität, bei der der Patient jedoch auch Gefahr läuft, der Unterdrückung der bestehenden Probleme Vorschub zu leisten – wobei sich gerade in diesem Punkt auffallend viele Parallelen zu einigen gängigen Methoden der modernen Schulmedizin auftun. Der Grund für die mögliche Unterdrückung von Problemen ist denkbar einfach: **Jedes Problem und jede Erkrankung unseres Lebens zwingen uns zu einer Wahrnehmung, zu**

Erkenntnis, zu seelischer Entwicklung und letztendlich zu Erleuchtung und Heilung. Jedoch ist dies ein aktiver Prozess. Wahre Erkenntnis und Bewusstseinserweiterung durch Hypnose zu schaffen, ist hingegen unmöglich, denn Hypnose ist ein rein passiver Prozess – und beruht darüber hinaus auf einem psychologischen Täuschungsmanöver.

Hypnose darf auf keinen Fall mit **regressiver Psychotherapie** und anderen natürlicheren regressiven Therapien verwechselt werden, die zu einer bloßen Erkenntnis der eigenen Vergangenheit führen.

Grundsätzlich handelt es sich um ein ähnliches Prinzip wie bei der Psychotherapie, also die Entdeckung, Wahrnehmung und Bearbeitung erlebter Traumata, nur geht der Prozess selbst etwas schneller von statten, weil er in einem veränderten Bewusstseinszustand abläuft. Es handelt sich hierbei nicht um Hypnose – obwohl auch die Regression oftmals als Hypnose bezeichnet wird. Ein wichtiger Unterschied zwischen den zwei ist der Machtaspekt: Während der Hypnose ist der Patient ein *passives* Objekt; bei der Regression entdeckt er *aktiv* sein Unbewusstsein und der Therapeut ist nur ein Führer.

Eine Regression, also eine Erkenntnis der vergessenen Vergangenheit, kann auf unterschiedliche Arten erfolgen, doch sollte stets im Auge behalten werden, dass sich der Patient am Ergebnis aktiv beteiligt und ihm somit der gesamte Prozess auch tatsächlich bewusst ist.

Durch solche Form der Bearbeitung bestehender Traumata lösen sich allmählich verschiedene psychische Probleme und Muster, die sich in Gestalt der Neurodermitis auf der Haut niederschlagen können.

20.7. ATEMÜBUNGEN UND MEDITATION

Atemübungen und Meditation sind im Vergleich zur Hypnose ein sehr natürlicher Weg zur Selbsterkenntnis. Anders als im Falle der Hypnose wird dem Patienten kein therapeutischer Vorgang „aufgezwungen" – der Patient entdeckt selbst (und auch für sich selbst!) in eigenem Unbewusstsein genau das, wozu er zum jeweiligen Zeitpunkt gerade bereit ist. Dementsprechend ist dieser aktiv zu beschreitende Weg für den Einzelnen jedoch ungleich anstrengender und erfordert sowohl ein gewisses Maß an Selbstdisziplin als auch etwas Übung.

Indem der Patient auf die eigene Atmung fokussiert, wird die Aufmerksamkeit im Hier und Jetzt, im gegenwärtigen Moment gehalten, was wiederum den Geist zur Ruhe bringt. Deswegen gilt die Konzentration auf die eigene Atmung oft als Vorbereitung für die eigentliche Meditation. Meditation ist dagegen keine Konzentration auf etwas Konkretes, sondern eine Kontemplation – die höchste Ebene bewusster Beobachtung der Gegenwart, bei der das Ego mit der Zeit bzw. der Zeitwahrnehmung verschmilzt: Es ist ein Bewusstseinszustand, in dem man von konkreten Gedanken befreit ist und sich ausschließlich der Gegenwart widmet. Meditation erfordert Geduld, Erfahrung und regelmäßige Übung, wobei es verschiedene Techniken gibt, die geübt und genutzt werden können. Langfristig führt tägliche Anwendung zu einem erweiterten Bewusstsein, innerer Ruhe und Ausgewogenheit.

Atemübungen und Meditation sind ein untrennbarer Teil des Yoga, können aber auch ohne physische Übungen ausgeführt werden. Hierfür gibt es tausende Anleitungen und Videos im Internet, Kurse und Retreats von verschiedener Qualität (und unterschiedlichen Preisen). Es besteht jedoch auch die Möglichkeit, die Quelle des Wissens direkt aufzusuchen: In Südostasien ist es nicht unüblich, mindestens einmal im Leben einige Zeit in einem buddhistischen Kloster zu verbringen, um vor Ort von den Mönchen Meditationstechniken und die buddhistische Lebensphilosophie zu erlernen. Heutzutage gibt es z. B. in Thailand, Myanmar, Laos oder Nepal Mönchskommunen, in denen man für eine bestimmte Zeit (von einem Tag bis zu einem Monat) Mitglied der Klostergemeinschaft werden kann und in englischer Sprache Führung und Anleitung von einem Mönch erhält – das Ganze meist auf reiner Spendenbasis.

20.8. AROMATHERAPIE

Das Sehen und das Riechen übermitteln uns Informationen und Eindrücke aus dem Umfeld und beeinflussen somit auch unseren seelischen Zustand und unsere Stimmung. Deswegen ist es gut, sich mit wohltuenden Gerüchen und Farben zu umgeben.

Eine Aromalampe im Haushalt hat gleich zwei Vorteile: Die Düfte wirken auf die Psyche, während manche Öle gleichzeitig die Luft auch von verschiedenen Erregern reinigen, was bei Allergien wünschenswert ist.

Es gibt Empfehlungen für die Anwendung von ätherischen Ölen bei verschiedenen Stimmungslagen, aber da wir Erinnerungen aus der Vergangenheit mit besonderen Aromen verbinden, wirken nicht alle Öle auf alle Menschen gleich. Manchmal werden sie mit persönlichen Erlebnissen assoziiert.

Am besten probieren Sie selbst verschiedene Düfte und entscheiden sich für jene, bei denen Sie sich einfach wohlfühlen. Hier sind Düfte, die Ihnen helfen, Stress, Angst, Depressionen und Anspannung zu mildern.

Lavendel

Seine beruhigenden, entspannenden, ausgleichenden und besänftigenden Effekte sind gut bekannt. Oft wird er auch als das „universelle Öl" bezeichnet.

Weihrauch

Weihrauch riecht exotisch, warm und angenehm. Das Öl hilft, den Stress loszulassen. Man sagt, dass er auch dabei hilft, uns mit den Absichten und der Substanz unserer Seele zu verbinden und in höhere spirituelle Ebenen zu sehen. Es ist kein Zufall, dass er traditionell in den christlichen Kirchen verwendet wird, aber er wird weltweit auch in anderen Traditionen für Meditation und Gebete benutzt.

Rose

Rose hilft bei Stress, unterschätztem Selbstwert und allgemein unterstützt sie die Liebe – zu anderen sowie zu uns selbst. Sie mildert erlebte seelische Verletzungen und Enttäuschungen und ermöglicht das Vergeben.

Kamille

Kamille befreit uns, beruhigt die Nerven, Sinne, bringt Ruhe und eine zufriedene Entspanntheit.

Viele Marken bieten auch schon gemischte Kombinationen von Düften, die für bestimmte Stimmungslagen und psychische Beschwerden geeignet sind.

20.9. FARBTHERAPIE

Der Einfluss von Farben auf unsere Psyche wurde von vielen Psychologen beobachtet und Farbtherapie erfreut sich immer höherer Beliebtheit. Ob bei unserer Kleidung, im Haushalt oder an Gegenständen täglichen Gebrauchs: Farben ändern unsere Wahrnehmung der äußeren Welt und beeinflussen unsere Laune.

Die Wirkungen der Farben können auch bei Neurodermitis zur Behandlung von psychischen Zuständen und Störungen als unterstützende Therapie genutzt werden. Manche Farben haben eine beruhigende Wirkung und können zur Milderung von Ärger, Ängsten oder Nervosität beitragen. Andere Farben wirken auf die Psyche aufmunternd oder entspannend. Es gibt hier keinen universellen, besten Weg. Als Menschen drücken wir unsere langfristigen Eigenschaften und kurzfristigen Gefühle durch die Farben aus, die wir wählen. Sie spiegeln unseren Geist wieder. Manchmal kann es hilfreich sein, den Geist durch eine Farbwahl anzuregen, die ihm nicht ganz entspricht, aber konstruktiv so wirkt, dass er sich weiter in Richtung seelischem Gleichgewicht entwickelt. In anderen Fällen ist die Person dafür nicht bereit und sollte sich deswegen nicht von Kopf bis Fuß in für sie unnatürlicher Farbe bekleiden! Natürlich haben auch die Farben unseres Haushalts einen Einfluss auf unsere Stimmung.

Rot

Rot ist eine lebendige, feurige Farbe. Es symbolisiert und fördert Vitalität, Kraft, Aktivität, Mut, Leidenschaft – einfach jede Eigenschaft, die voll aktiver Energie ist. Zu den negativen Emotionen, die sie anstacheln kann, gehören Zorn, Aggressivität, Gewaltbereitschaft und Ärger. Rot kann bei zu viel passiven Menschen den Geist in Aktion bringen, aber andererseits auch die negativen Eigenschaften und Emotionen wie Ärger erhitzen.

Rote Bekleidung unterstützt Selbstbewusstsein, ist also (nicht nur bei Neurodermitis) gut für schüchterne Leute. Allerdings macht es unruhig, weswegen diese Farbe für Interieure gar nicht geeignet ist, und genau bei Neurodermitis, wo wir den Geist ins Gleichgewicht bringen wollen, würde ich empfehlen, mit dieser Farbe vorsichtig zu sein. Bei Neurodermitis suchen wir in der Regel Wege, wie wir mit der Umgebung zurechtkommen, wie wir unsere Beziehungen harmonisch halten können. Während für jemanden, der seinen Willen nicht durchsetzen kann, diese Farbe hilfreich ist, bedeutet sie für die meisten Neurodermitis-Patienten Unruhe, unkontrollierbare Energie und Konflikte (ob offene oder unterdrückte).

Orange

Orange symbolisiert Optimismus und Lebensfreude. Es steht für Selbstvertrauen und Freude am Kontakt mit anderen Menschen. Deswegen kann diese Farbe gerade bei Neurodermitis die Geselligkeit und Interaktion mit anderen unterstützen, wenn das im Hintergrund der psychischen Ebene der Neurodermitis steht. Orange vermittelt Leichtlebigkeit, es ist also auch bei Depressionen gut.

Gelb

Gelb ist eine sehr positive, sonnige Farbe. Sie steht für Logik, Optimismus und Lebensfreude, auf der negativen Seite für Egoismus, Geiz und Neid. Bei Neurodermitis kann es Ängste und Depressionen lindern und das Immunsystem verstärken.

Grün

Grün wirkt beruhigend und harmonisierend, man fühlt sich sicher und schöpft neue Hoffnung für die Zukunft. Deswegen ist diese Farbe für die Linderung von Trauer und Wut gut.

Blau

Bei Neurodermitis kann blaue Farbe sehr hilfreich sein, denn sie wirkt beruhigend und entspannend. Allerdings ist sie auch kühl und unpersönlich, kann also bei Menschen, die schon introvertiert und traurig sind, eher noch mehr Melancholie, Trauer und Distanz verursachen. Sie hilft bei Schlafstörungen. Türkis kann das Immunsystem bei Infekten und Allergien schützen.

Violett

Violett steht für Mystik, Schutz, wirkt inspirierend, schmerzlindernd und entschlackend. Sie können diese Farbe während der Entgiftungskur tragen.

Rosa

Rosa bringt Freude, Sicherheit, Idealismus, und Mitgefühl. Es besänftigt und baut Aggression ab!

Weiß

Weiß gilt in vielen Traditionen u. a. als Zeichen der Unnahbarkeit. In weiß bekleidet wirken Sie eher unnahbar, weshalb man diese Farbe nicht tragen sollte, wenn man Geselligkeit und Gleichgewicht zwischen Ich und der äußeren Welt sucht.

Grau

Grau steht für Neutralität und Zurückhaltung. Diese Farbe ist ebenfalls nicht ideal, wenn wir Verbindung und Gleichgewicht mit unserer Umgebung suchen, denn wir wirken unauffällig, unsicher und ängstlich.

Schwarz

Schwarz vermittelt Seriosität und erzeugt Respekt, symbolisiert traditionell aber auch Trauer. Es ist keine Farbe, die Sie in der Gesellschaft besonders freundlich und leicht ansprechbar wirken lässt. Bei psychischen Problemen und Kommunikationsschwierigkeiten also lieber vermeiden.

Braun

Braun ist eine erdige Farbe, die die Psyche zurück zu den Wurzeln bringt. Sie beruhigt und gleicht aus. In der Therapie kann sie bei der Suche nach dem wahren *Ich*-Sein helfen.

20.10. LITERATUR - TIPPS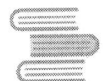

Abschließend möchte ich Ihnen noch einige Buchtipps auf den Weg geben. Die angeführte Literatur halte ich persönlich für eine wunderbare Quelle der Inspiration; sie kann Ihnen auf dem (gewiss nicht immer leichten!) Pfad zu Selbsterkenntnis und Gesundheit sowie auf der Suche nach dem Zweck der Existenz wertvolle Einblicke und weitere Hilfe bieten.

▶ *Das Café am Rande der Welt: eine Erzählung über den Sinn des Lebens. John Strelecky*

▶ *The Big Five for Life: Was wirklich zählt im Leben. John Strelecky*

▶ *Mach, was Du willst: Design Thinking fürs Leben. Bill Burnett & Dave Evans*

▶ *Der wunderbare Weg: Eine neue spirituelle Psychologie. Scott Peck*

▶ *Schicksal als Chance: Das Urwissen der Vollkommenheit des Menschen. Thorwald Dethlefsen*

▶ *Krankheit als Weg. Thorwald Dethlefsen & Ruediger Dahlke*

▶ *Quantenbewußtsein. Das experimentelle Handbuch der Quantenpsychologie. Stephen Wolinsky*

► *Heilung durch Reinkarnationstherapie: Ganzwerdung durch die Erfahrung früherer Leben. Brian L. Weiss*

► *Karma & Reincarnation - The Key to Spiritual Evolution & Enlightenment. Hiroshi Motoyama (auf Englisch)*

21. WIE MAN DIE ERREICHTE GESUNDHEIT BEHÄLT

Sie haben in diesem Buch nun erfahren und hoffentlich auch ausprobiert, welche Schritte man setzen muss, um die verbesserte Gesundheit anzuziehen. Wenn Sie das geschafft haben, fragen Sie sich nun vielleicht: *Was jetzt?*

Es kommt auch bei Neurodermitis vor, dass man nach einer erfolgreichen Therapie in seine alten Gewohnheiten zurückrutscht. Bei leichteren Fällen von Neurodermitis kann es auch passieren, dass die Heilkur die Probleme völlig beseitigt, sodass sie nie mehr zurückkehren, auch wenn man wieder eine etwas ungesunde Lebensweise führt. Bei einer schweren Neurodermitis ist dies aber nicht der Fall und es würde unvermeidlich zu einer erneuten (und oft ziemlich schnellen) Wiederentwicklung der Symptome führen.

Vielleicht werden Sie dazu verführt, wieder anzufangen, die untersagten Lebensmittel zu essen. Ich denke sogar, dass diese Phase ganz natürlich, ja fast notwendig ist, denn nur so stellen Sie fest, dass es tatsächlich diese Lebensmittel sind, die Ihnen nicht guttun. Aber passen Sie auf: Bei bestimmten Auslösern kann es relativ einfach sein, nach ihrer Elimination die Symptome schnell loszuwerden, doch manche Auslöser starten die ganze Neurodermitis-Dynamik so heftig und von Grund auf, sodass es lange dauern könnte, körperlich wieder symptomfrei zu werden.

Ich nehme an, dass jeder von uns manchmal sündigt, und so werden Sie allmählich lernen, was Sie nach der Zufuhr von jedem nicht ganz geeigneten Lebensmittel erwarten können. Die feinen Grenzen sind bei jedem sehr unterschiedlich und Sie müssen sie kennenlernen.

Idealerweise haben Sie während der Heilkur nicht nur Ihre Nahrung und Lebensweise, aber auch die Denkweise umgestellt. Das Heilen und ein gesunder Lebensstil sollten kein Leiden bereiten. Gesunde Nahrung sollte nicht Gefühle des Widerstands und Bezwingens hervorrufen. Wenn man sich dazu zwingt, gesund zu essen, dauert es nicht lange an, denn es kommt nicht aus dem Inneren, und ist deshalb unnatürlich. Sofern wir unseren Körper mit ungesunder Nahrung belasten, weil es unserer Psyche angenehme Gefühle bereitet, leidet unser physischer Körper. Wenn wir dagegen ausschließlich und streng eine gesunde Ernährungsweise einhalten, aber unsere Gedanken drehen sich um Fastfood, Zucker oder Alkohol, leidet unser Inneres, weil es nicht in Harmonie mit dem rationalen Wunsch ist, den physischen Körper gesund zu ernähren. Keiner der beiden Fälle ist langfristig haltbar oder gesund.

> **Ziel ist es, zu dem Punkt zu gelangen, an dem man seinen Körper so sehr liebt und pflegen will, dass eine gesunde Lebensweise keine Last ist, sondern Freude bereitet.**

Dann hat man nämlich gelernt, dass ein schadstofffreier, unbelasteter Körper auch zu einer emotionalen und mentalen Gesundheit und somit zu einem glücklicheren Leben führt. Dann sehnt sich auch das Innere (die Seele) nicht mehr nach Süßigkeiten, Alkohol oder anderen unnötigen ungesunden Sachen: Die Lust auf alle ungeeigneten Lebensmittel ist lange vergangen.

Neurodermitis selbst natürlich heilen (in 8 Schritten)

QUELLEN

1   Brunner PM, Silverberg JI, Guttman-Jassky E, Paller AS, Kabashima K, Amagai M, et al. Increasing comorbidities suggest that atopic dermatitis is a systemic disorder. J Invest Dermatol. 2017 Jan; 137(1):18-25.

2   L. Schneider, J. Hanifin, M. Boguniewicz, L.F. Eichenfield, J.M. Spergel, R. Dakovic, et al. Study of the atopic march: development of atopic co-morbidities. Pediatr Dermatol. 2016 Jul; 33(4):388-98.

3   Zhang A, Silverberg JI. Association of atopic dermatitis with being overweight and obese: a systematic review and metaanalysis. J Am Acad Dermatol. 2015 Apr;72(4):606-616.

4   Silverberg JI, Simpson EL. Association between obesity and eczema prevalence, severity and poorer health in US adolescents. Dermatitis, 2014 Jul; 25(4): 172–181.

5   Schmitt J, Schwarz K, Baurecht H, Hotze M, Folster-Holst R, Rodriguez E, et al. Atopic dermatitis is associated with an increased risk for rheumatoid arthritis and inflammatory bowel disease, and a decreased risk for type 1 diabetes. J Allergy Clin Immunol. 2016 Jan;137(1):130-136.

6   Arima M, Shimizu Y, Sowa J, Narita T, Nishi I, Iwata N, et al. Psychosomatic analysis of atopic dermatitis using a psychological test. J Dermatol. 2005 March; 32(3): 160-168.

7   Chrostowska-Plak D, Reich A, Szepietowski JC. Relationship between itch and psychological status of patients with atopic dermatitis. J Eur Acad Dermatol Venereol. 2013 Feb; 27(2): 239-242.

8   Chen MH, Su TP, Chen YS, Hsu JW, Huang KL, Chang WH, et al. Is atopy in early childhood a risk factor for ADHD and ASD? A longitudinal study. J Psychosom Res. 2014 Oct; 77 (4):316-321.

9   Blackman JA, Gurka MJ, Gurka KK, Oliver MN. Emotional, developmental and behavioural co-morbidities of children with chronic health conditions. J Paediatr Child Health. 2011 Oct;47(10):742-7.

10 Buske-Kirschbaum A, Schmitt J, Plessow F, Romanos M, Weidinger S, Roessner V. Psychoendocrine and psychoneuroimmunological mechanisms in the comorbidity of atopic eczema and attention deficit/hyperactivity disorder. Psychoneuroendocrinology. 2013 Jan;38(1):12-23.

11 Strom M, Silverberg JI. Associations of physical activity and sedentary behavior

with atopic disease in United States children. J Pediatr. 2016 Jul;174:247-253.

12   Silverberg JI, Greenland P. Eczema and cardiovascular risk factors in 2 US adult population studies. J Allergy Clin Immunol. 2015 Mar;135(3):721-8.

13   Silverberg JI, Becker L, Kwasny M, Menter A, Cordoro KM, Paller AS. Central obesity and high blood pressure in pediatric patients with atopic dermatitis. JAMA Dermatol. 2015 Feb;151(2):144-52.

14   Österreichische Krebshilfe. Lymphome [Internet]. [aufgerufen 23.3.2018] URL: https://www.krebshilfe.net/information/krebsformen/lymphome/

15   Brunner PM., Silverberg JI, Guttman-Jassky E, Paller AS, Kabashima K, Amagai M, et al. Increasing comorbidities suggest that atopic dermatitis is a systemic disorder. J Invest Dermatol. 2017 Jan;137(1):18-25.

16   Bussmann C, Weidinger S, Novak N. Genetischer Hintergrund der atopischen Dermatitis. Journal der Deutschen Dermatologischen Gesellschaft. 2011 Aug; 9 (9):670–667.

17   Morar N, Cookson WO., Harper J, Moffatt MF. Filaggrin mutations in children with severe atopic dermatitis. J Invest Dermatol. 2007 Jul;127(7):1667-72.

18   Weidinger S, Illig T, Baurecht H, Irvine AD, Rodriguez E, Diaz-Lacava A, et al. Loss-of-function variations within the filaggrin gene predispose for atopic dermatitis with allergic sensitizations. J Allergy Clin Immunol. 2006 Jul;118(1):214-9.

19   Palmer CN, Irvine AD, Terron-Kwiatkowski A, Zhao Y, Liao H, Lee SP, et al. Common loss-of-function variants of the epidermal barrier protein filaggrin are a major predisposing factor for atopic dermatitis. Nat Genet. 2006 Apr;38(4):441-6.

20   Höger PH. Kinderdermatologie. Stuttgart: Schattauer Verlag; 2005. 573 p.

21   Vercelli D. Are We What Our Mothers Made Us? Lessons from Epigenetics. J Allergy Clin Immunol. 2018 Feb;141(2):525-526.

22   Pike MG, Heddle RJ, Boulton P, Turner MW, Atherton DJ. Increased intestinal permeability in atopic eczema. J Invest Dermatol. 1986 Feb;86(2):101-4.

23   Burks W. Skin manifestation of food allergy. Pediatrics. 2003 Jun;111(6 Pt 3):1617-24.

24   Niggeman B, Sielaff B, Beyer K, Binder C, Wahn U. Outcome of double-blind, placebo-controlled food challenge tests in 107 children with atopic dermatitis. Clin Exp Allergy. 1999 Jan;29(1):91-6.

25   Graham P, Hall-Smith SP, Harris JM, Price ML. A study of hypoallergenic diets and oral sodium cromoglycate in the management of atopic eczema. Br J Dermatol. 1984 Apr;110(4):457-67.

26   Price ML. The role of diet in the management of atopic eczema. Hum Nutr Appl Nutr. 1984 Dec;38(6):409-15.

27   Bekelman JE, Li Y, Gross CP. Scope and impact of financial conflicts of interest in biomedical research: a systematic review. JAMA 2003;289:454-65.

28   Lexchin J, Bero LA, Djulbegovic B, Clark O. Pharmaceutical industry sponsorship and research outcome and quality: systematic review. Contemporary Clinical Trials. 2008 Mar;29(2):109-13.

29   Mello MM, Clarridge BR, Studdert DM. Academic medical centers' standards for clinical-trial agreements with industry. N. Engl. J. Med. 2005;352(21):2202.

30   Gøtzsche PC, Hróbjartsson A, Johansen HK, Haahr MT, Altman DG, Chan A-W. Constraints on publication rights in industry-initiated clinical trials. JAMA 2006,295:1645-1646.

31   Goldacre B. Die Pharma-Lüge: Wie Arzneimittelkonzerne Ärzte irreführen und Patienten schädigen. 1. Auflage. Kiepenheuer&Witsch; 2013. 448 p.

32   Dethlefsen T, Ruediger D: Krankheit als Weg - Deutung und Bedeutung der Krankheitsbilder. 7. Auflage. Basserman Verlag; 2017. 379 p.

33   Goddard AL, Lio PA. Alternative, complementary and forgotten remedies for atopic dermatitis. Evid Based Complement Alternat Med. 2015;2015:676897. doi: 10.1155/2015/676897. Epub 2015 Jul 15.

34   Kasper H. Ernährungsmedizin und Diätetik. 12. Auflage. München :Elsevier Verlag;2014. 652 p.

35   Ciacci C, Cavallaro R, Iovino P, et al. Allergy prevalence in adult celiac disease. J Allergy Clin Immunol. 2004 Jun;113(6):1199-203.

36   Wieser H. Chemistry of gluten proteins. Food Microbiol. 2007 Apr;24(2):115-9.

37   Kasper H. Ernährungsmedizin und Diätetik. 12. Auflage. München: Elsevier Verlag;2014. 652 p.

38   De Santis MA, Giuliani MM, Giuzio L, De Vita P, Lovegrove A, Shewry PR, et al. Differences in gluten protein composition between old and modern durum wheat genotypes in relation to 20th century breeding in Italy. Eur J Agron. 2017 Jul;87:19-29.

39   Sapone A, Bai JC, Ciacci C, Dolinsek J, Green PH, Hadjivassiliou M, et al. Spectrum of gluten disorders: consensus on new nomenclature and classification. BMC Med. 2012 Feb 7;10:13.

40   Czaja-Bulsa G. Non coeliac gluten sensitivity – A new disease with gluten intolerance. Clin Nutr. 2015 Apr;34(2):189-94.

41   Czaja-Bulsa G. Non coeliac gluten sensitivity – A new disease with gluten intolerance. Clin Nutr. 2015 Apr;34(2):189-94.

42   Lammers KM, Lu R, Brownley J, Lu B, Gerard C, Thomas K, Rallabhandi P, et al. Gliadin induces an increase in intestinal permeability and zonulin release by binding to the chemokine receptor CXCR3. Gastroenterology. 2008 Jul;135(1):194-204.

43   Berg JM, Stryer L, Tymoczko JL. Biochemistry. 5. Auflage. New York: Freeman; 2002.

44   Beja-Pereira A, Luikart G, England PR, Bradley DG, Jann OC, Bertorelle G, et al. Gene-culture coevolution between cattle milk protein genes and human lactase genes. Nat Genet. 2003 Dec;35(4):311-3.

45   Slimáková M. Velmi osobní kniha o zdraví. Brno: BizBooks; 2018. 336 p.

46   Bøhn T, Traavik T, Primicerio R. Ecotoxicology. 2010 Feb;19(2):419-30.

47   Strunecká A, Patočka J. Doba jedová 2. Praha: Triton; 2012. 360 p.

48   Finamore A1, Roselli M, Britti S, Monastra G, Ambra R, Turrini A, Mengheri E. Intestinal and peripheral immune response to MON810 maize ingestion in weaning and old mice. J Agric Food Chem. 2008 Dec 10;56(23):11533-9.

49   Bernstein IL, Bernstein JA, Miller M, Tierzieva S, Bernstein DI, Lummus Z, et al. Immune responses in farm workers after exposure to Bacillus thuringiensis pesticides. Environ Health Perspect. 1999 Jul; 107(7): 575–582.

50   Aris A, Leblanc S. Maternal and fetal exposure to pesticides associated to genetically modified foods in Eastern Townships of Quebec, Canada. Reprod Toxicol. 2011 May;31(4):528-33.

51   Strunecká A, Patočka J. Doba jedová 2. Praha: Triton; 2012. 360 p.

52   ISAAA (International Service for the Acquisition of Agri-biotech Applications.). Brief 52 Global Status of Commercialized Biotech/GM Crops: 2016 [Internet]. [aufgerufen 12.3.2018] URL: http://www.isaaa.org/resources/publications/briefs/52/default.asp

53   Pestizide: Giftcocktails in den Nahrungsmitteln [Internet]. [aufgerufen 22.6.2018] URL: https://www.zentrum-der-gesundheit.de/pestizide-im-essen-ia.html

54   Bauern und Chemiebranche kritisieren Verbot bienenschädlicher Pestizide [Internet]. [aufgerufen 22.6.2018] URL: http://www.sueddeutsche.de/wirtschaft/neonikotinoide-bauern-und-chemiebranche-kritisieren-verbot-bienenschaedlicher-pestizide-1.3959483

55   Lin J, Della-Fera MA, Baile CA. Green tea polyphenols epigallocatechin gallate inhibits adipogenesis and induces apoptosis in 3T3-L1 adipocytes. Obes Res. 2005 Jun;13(6):982-90.

56   Uehara M, Sugiura H, Sakurai K. A trial of Oolong tea in the management of recalcitrant atopic dermatitis. Arch Dermatol. 2001 Jan;137(1):42-3.

57   DebMandal M, Mandal S. Coconut (Cocos nucifera L.: Arecaceae): In health promotion and disease prevention. Asian Pac J Trop Med. 2011 Mar;4(3):241-7.

58   Tsuji H, Kasai M, Takeuchi H, Nakamura M, Okazaki M, Kondo K. Dietary Medium-Chain Triacylglycerols Suppress Accumulation of Body Fat in a Double-Blind, Controlled Trial in Healthy Men and Women. J Nutr. 2001 Nov;131(11):2853-9.

59   Hlebowicz J, Darwiche G, Björgell O, Almér LO. Effect of cinnamon on postprandial blood glucose, gastric emptying, and satiety in healthy subjects. Am J Clin Nutr. 2007 Jun;85(6):1552-6.

60   Duke JA. The Green Pharmacy Herbal Handbook. USA: Rodale; 2000. 282 p.

61   Svirinskaja A. Tajemství energie. 2. Auflage. Metafora; 2013. 336 p.

62   Enterosgel. Enterosgel - effektiver Helfer bei allergischen Erkrankungen mit Magen- und Verdauungsapparat-Symptomen [Internet]. [aufgerufen am 26.2.2018] URL: http://www.enterosgel.eu/de/enterosgel-pomaha/alergie/

63   Miller DW Jr. Mercury on the Mind [Internet]. [aufgerufen 29.3.2018] URL: http://www.whale.to/a/miller1.html

64   Relyea RA. Predator cues and pesticides: a double dose of danger for amphibians. Ecol Appl, 2003 Dec; 13 (6): 1515–21.

65   Šuta M. Chemické látky v životním prostředí a zdraví. Brno: ZO ČSOP Veronica; 2008. 64 p.

66   Skakkebaek NE, Rajpert-De Meyts E, Buck Louis GM, Toppari J, Andersson AM, Eisenberg ML, et al. Male Reproductive Disorders and Fertility Trends: Influences of Environment and Genetic Susceptibility. Physiol Rev. 2016 Jan;96(1):55-97.

67   Frye CA, Bo E, Calamandrei G, Calzà L, Dessì-Fulgheri F, Fernández M, et al. Endocrine disrupters: a review of some sources, effects and mechanisms of actions on behavior and neuroendocrine systems. J Neuroendocrinol. 2012 Jan;24(1):144-59.

68   Relyea RA. Predator cues and pesticides: a double dose of danger for amphibians. Ecol Appl, 2003 Dec; 13 (6): 1515–21.

69   Skakkebaek NE, Rajpert-De Meyts E, Buck Louis GM, Toppari J, Andersson AM, Eisenberg ML, et al. Male Reproductive Disorders and Fertility Trends: Influences of Environment and Genetic Susceptibility. Physiol Rev. 2016 Jan;96(1):55-97.

70   Xing JS, Bai ZM. Is testicular dysgenesis syndrome a genetic, endocrine, or environmental disease, or an unexplained reproductive disorder? Life Sci. 2018 Feb 1;194:120-129.

71   Kalliora C, Mamoulakis C, Vasilopoulos E, Stamatiades GA, Kalafati L, Barouni R, et al. Association of pesticide exposure with human congenital abnormalities. Toxicol Appl Pharmacol. 2018 Mar 26;346:58-75.

72   Jahreis S, Trump S, Bauer M, Bauer T, Thürmann L, Feltens R, et al. Maternal phthalate exposure promotes allergic airway inflammation over 2 generations through epigenetic modifications. J Allergy Clin Immunol. 2018 Feb;141(2):741-753.

73   Strunecká A, Patočka J. Doba jedová. Praha: Triton; 2011. 296 p.

74   Waldbott GL, Burgstahler AW, McKinney HL. Fluoridation: the great dilemma. Coronado Press: Kansas;1978. 423 p.

75   Strunecká A, Patočka J. Aluminofluoride complexes in the etiology of Alzheimer's disease. In: Atwood D, Roesky C (eds). Structure and bonding. New developments in aluminium chemistry - Book 2. Springer-Verlag; 2003, p.139–181.

76   Bundesinstitut für Risikobewertung. Aluminiumhaltige Antitranspirantien tragen zur Aufnahme von Aluminium bei. Stellungnahme. Nr. 007/2014 des Bundesinstituts für Risikobewertung vom 26. Februar 2014 [Internet]. [aufgerufen 3.4.2018] URL: https://www.google.de/url?sa=t&rct=j&q=&esrc=s&source=web&cd=1&ved=0ahUKEwj32Zf20J7aAhWEZ1AKHZAECuo-QFggoMAA&url=http%3A%2F%2Fwww.bfr.bund.de%2Fcm%2F343%2Faluminiumhaltige-antitranspirantien-tragen-zur-aufnahme-von-aluminium-bei.pdf&usg=AOvVaw3MkY0v_CD4AunzrXOBmqQ3

77   Tomljenovic L, Shaw CA. Mechanisms of aluminum adjuvant toxicity and autoimmunity in pediatric populations. Lupus. 2012 Feb;21(2):223-30.

78   Exley C, Siesjö P, Eriksson H. The immunobiology of aluminium adjuvants: how do they really work? Trends Immunol. 2010 Mar;31(3):103-9.

79   Strunecká A, Patočka J. Doba jedová 2. Praha: Triton; 2012. 360 p.

80   Poeggeler B, Saarela S, Reiter RJ, Tan DX, Chen LD, Manchester LC, et al. Melatonin--a highly potent endogenous radical scavenger and electron donor: new aspects of the oxidation chemistry of this indole accessed in vitro. Ann N Y Acad Sci. 1994 Nov 17;738:419-20.

81   Brown SJ, Kroboth K, Sandilands A, Campbell LE, Pohler E, Kezic S, et al. Intragenic copy number variation within Filaggrin contributes to the risk of atopic dermatitis with a dose-dependent effect. J Invest Dermatol. 2012 Jan;132(1):98-104.

82   Lim SW, Hong SP, Jeong SW, Kim B, Bak H, Ryoo HC, et al. Simultaneous effect of ursolic acid and oleanolic acid on epidermal permeability barrier function and epidermal keratinocyte differentiation via peroxisome proliferator activated receptor-alpha. J Dermatol. 2007 Sep;34(9):625-34.

83   Choi JK, Oh HM, Lee S, Park JW, Khang D, Lee SW, et al. Oleanolic acid acetate inhibits atopic dermatitis and allergic contact dermatitis in a murine model. Toxicol Appl Pharmacol. 2013 May 15;269(1):72-80.

84   Breitmaier E. Terpene - Aromen, Düfte, Pharmaka, Pheromone. Stuttgart-Lepzig: B. G. Teubner; 1999. 219 p.

85   Flora Farm Ginseng. Roter Ginseng - Weißer Ginseng: Was ist der Unterschied? [aufgerufen 25.2.2018] URL: https://www.florafarm.de/Roter-Ginseng-Weisser-Ginseng

86   Sultana N, Ata A. Oleanolic acid and related derivatives as medicinally important compounds. J Enzyme Inhib Med Chem. 2008 Dec;23(6):739-56.

87   Varma SR, Sivaprakasam TO, Arumugam I, Dilip N, Raghuraman M, Pavan KB, Rafiq M, Paramesh R. In vitro anti-inflammatory and skin protective properties of Virgin coconut oil. J Trad Complement Med. 2018 Jan:1–10.

88   Sidbury R, Sullivan AF, Thadhani RI, Camargo CA Jr. Randomized controlled trial of vitamin D supplementation for winter-related atopic dermatitis in Boston: a pilot study. Br J Dermatol. 2008 Jul;159(1):245-7.

89   Camargo CA Jr, Ganmaa D, Sidbury R, Erdenedelger Kh, Radnaakhand N, Khand-suren B. Randomized trial of vitamin D supplementation for winter-related atopic dermatitis in children. J Allergy Clin Immunol. 2014 Oct;134(4):831-835.

90   Javanbakht MH, Keshavarz SA, Djalali M, Siassi F, Eshraghian MR, Firooz A et al. Randomized controlled trial using vitamins E and D supplementation in atopic dermatitis. J Dermatolog Treat. 2011 Jun;22(3):144-50.

91   Stücker M, Pieck C, Stoerb C, Niedner R, Hartung J, Altmeyer P. Topical vita-min B12—a new therapeutic approach in atopic dermatitis - evaluation of efficacy and tolerability in a randomized placebo-controlled multicentre clinical trial. Br J Dermatol. 2004 May;150(5):977-83.

92   Januchowski R. Evaluation of topical vitamin B12 for the treatment of childhood eczema. J Altern Complement Med. 2009 Apr;15(4):387-9.

93   Wang X, Valenzano MC, Mercado JM, Zurbach EP, Mullin JM. Zinc supplementa-tion modifies tight junctions and alters barrier function of CACO-2 human intesti-nal epithelial layers. Dig Dis Sci. 2013 Jan;58(1):77-87.

94   Yu G, Björkstén B. Polyunsaturated fatty acids in schoolchildren in relation to allergy and serum IgE levels. Pediatr. Allergy Immunol. 1998 Aug; 9(3):133–138.

95   Melnik B. Gammalinolensäure-Therapie. Neue pharmakologische und pathophys-iologische Erkentnisse. TW Dermatologie. 1993; 23:5–9.

96   Delarue J, Matzinger O, Binnert C, Schneiter P, Chioléro R, Tappy L. Fish oil prevents the adrenal activation elicited by mental stress in healthy men. Diabetes Metab. 2003 Jun;29(3):289-95.

97   Isolauri E, Sütas Y, Kankaanpää P, Arvilommi H, Salminen S. Probiotics: Effects on immunity. Am J Clin Nutr. 2001 Feb;73(2 Suppl):444S-450S.

98   Niccoli AA, Artesi AL, Candio F, Ceccarelli S, Cozzali R, Ferraro L, et al. Prelim-inary results on clinical effects of probiotic Lactobacillus salivarius LS01 in chil-dren affected by atopic dermatitis. J Clin Gastroenterol. 2014 Nov-Dec;48 Suppl 1:S34-6.

99   Kalliomäki M, Salminen S, Arvilommi H, Kero P, Koskinen P, Isolauri E. Probiot-ics in primary prevention of atopic disease: a randomised placebo-controlled trial. Lancet. 2001 Apr 7;357(9262):1076-9.

100   Kasper H. Ernährungsmedizin und Diätetik. 12. Auflage. München: Elsevier Verlag;2014. 652 p.

101   Della Loggia R, Tubaro A, Sosa S, Becker H, Saar S, Isaac O. The role of triter-penoids in the topical anti-inflammatory activity of Calendula officinalis flowers. Planta Med. 1994 Dec;60(6):516-20.

102   Augustin M, Hoch Y. Phytotherapie bei Hautkrankheiten. München: Elsevier; 2004. 344 p.

103   Schempp CM, Pelz K, Wittmer A, Schöpf E, Simon JC. Antibacterial activity of hyperforin from St John's wort, against multiresistant Staphylococcus aureus and

gram-positive bacteria. Lancet. 1999 Jun 19;353(9170):2129

104   Müller M, Essin K, Hill K, Beschmann H, Rubant S, Schempp CM, et al. Specific
       TRPC6 channel activation, a novel approach to stimulate keratinocyte differentia-
       tion. J Biol Chem. 2008 Dec 5;283(49):33942-54.

105   Heinrich U, Gärtner C, Wiebusch M, Eichler O, Sies H, Tronnier H, Stahl W.
       Supplementation with beta-carotene or a similar amount of mixed carotenoids
       protects humans from UV-induced erythema. J Nutr. 2003 Jan;133(1):98-101.

106   Saeedi M, Morteza-Semnani K, Ghoreishi MR. The treatment of atopic dermatitis
       with licorice gel. J Dermatolog Treat. 2003 Sep;14(3):153-7.

107   Duke JA. The Green Pharmacy Herbal Handbook. USA: Rodale; 2000. 282 p.

108   Abramovits W, Boguniewicz M; Adult Atopiclair Study Group. A multicenter,
       randomized, vehicle-controlled clinical study to examine the efficacy and safety of
       MAS063DP (Atopiclair) in the management of mild to moderate atopic dermatitis
       in adults. J Drugs Dermatol. 2006 Mar;5(3):236-44.

109   Donsky H, Clarke D. Reliéva, a Mahonia aquifolium extract for the treatment of
       adult patients with atopic dermatitis. Am J Ther. 2007 Sep-Oct;14(5):442-6.

110   Augustin M, Hoch Y. Phytotherapie bei Hautkrankheiten. München: Elsevier;
       2004. 344 p.

111   Blumenthal M., Gruenwald J, Hall T, Rister RS. The complete German Commis-
       sion E Monographs: Therapeutic Guide to Herbal Medicine. 1. Auflage. American
       Botanical Council; 1998. 684 p.

112   Augustin M, Hoch Y. Phytotherapie bei Hautkrankheiten. München: Elsevier;
       2004. 344 p.

113   Kellenberger R, Kopsche F. Mineralstoffe nach Dr. Schüssler. Zwickau: Weltbild;
       2006 264 p.

114   Feichtinger T, Niedan-Feichtinger S, Schulze-Kroening J. Biochemie nach Dr.
       Schüssler bei Hauerkrankungen und Allergien. Köthen: Haug; 2005, 224 p.

115   Tan HY, Zhang AL, Chen D, Xue CC, Lenon GB. Chinese herbal medicine for
       atopic dermatitis: a systematic review. J Am Acad Dermatol. 2013 Aug;69(2):295-
       304.

116   Lee KC, Keyes A, Hensley JR, Gordon JR, Kwasny MJ, West DP, et al. Effective-
       ness of acupressure on pruritus and lichenification associated with atopic dermati-
       tis: a pilot trial. Acupunct Med. 2012 Mar;30(1):8-11.

117   Varma SR, Sivaprakasam TO, Arumugam I, Dilip N, Raghuraman M, Pavan KB,
       Rafiq M, Paramesh R. In vitro anti-inflammatory and skin protective properties of
       Virgin coconut oil. J Trad Complement Med. 2018 Jan:1–10.

118   Irish J, Blair S, Carter DA. The antibacterial activity of honey derived from
       Australian flora. PLoS One. 2011 Mar 28;6(3):e18229. doi: 10.1371/journal.
       pone.0018229.

119   Kuncic MK, Jaklic D, Lapanje A, Gunde-Cimerman N. Antibacterial and antimycotic activities of Slovenian honeys. Br J Biomed Sci. 2012;69(4):154-8.

120   Majtan J, Bohova J, Garcia-Villalba R, Tomas-Barberan FA, Madakova Z, Majtan T, Majtan V, Klaudiny J. Fir honey dew honey flavonoids inhibit TNF-α induced MMP-9 expression in human keratinocytes: A new action of honey in wound healing. Arch Dermatol Res. 2013 Sep;305(7):619-27.

121   Chepulis LM, Francis E. An initial investigation into the anti-inflammatory activity and antioxidant capacity of alpha-cyclodextrin-complexed Manuka honey. J Complement Integr Med. 2012 Sep 24;9:Article 25.

122   Al-Waili NS. Topical application of natural honey, beeswax and olive oil mixture for atopic dermatitis or psoriasis: Partially controlled single blinded study. Complement Ther Med. 2003 Dec;11(4):226-34.

123   Al-Waili NS. An alternative treatment for pityriasis versicolor, tinea cruris, tinea corporis and tinea faciei with topical application of honey, olive oil and beeswax mixture: An open pilot study. Complement Ther Med. 2004 Mar;12(1):45-7.

124   Silverberg JI, Hanifin J, Simpson EL. Climatic factors are associated with childhood eczema prevalence in the United States. J Invest Dermatol. 2013 Jul;133(7):1752-9.

125   Fieten KB, Weststrate AC, van Zuuren EJ, Bruijnzeel-Koomen CA, Pasmans SG. Alpine climate treatment of atopic dermatitis: a systematic review. Allergy. 2015 Jan;70(1):12-25.

126   Vocks E, Busch R, Fröhlich C, Borelli S, Mayer H, Ring J. Influence of weather and climate on subjective symptom intensity in atopic eczema. Int J Biometeorol. 2001 Feb;45(1):27-33.

127   Adler-Cohen C, Czarnowicki T, Dreiher J, Ruzicka T, Ingber A, Harari M. Climatotherapy at the Dead Sea: an effective treatment modality for atopic dermatitis with significant positive impact on quality of life. DDermatitis. 2012 Mar-Apr;23(2):75-80.

128   Kushelevsky AP, Harari M, Kudish AI, Hristakieva E, Ingber A, Shani J. Safety of solar phototherapy at the Dead Sea. J Am Acad Dermatol. 1998 Mar;38(3):447-52.

129   Yaghmaie P, Koudelka CW, Simpson EL. Mental health comorbidity in patients with atopic dermatitis. J Allergy Clin Immunol. 2013 Feb;131(2):428-33.

130   Arima M1, Shimizu Y, Sowa J, Narita T, Nishi I, Iwata N,vet al. Psychosomatic analysis of atopic dermatitis using a psychological test. J Dermatol. 2005 Mar;32(3):160-8.

131   Dalgard FJ, Gieler U, Tomas-Aragones L, Lien L, Poot F, Jemec GBE, et al. The psychological burden of skin diseases: a cross-sectional multicenter study among dermatological out-patients in 13 European countries. J Invest Dermatol. 2015 Apr;135(4):984-991.

132   Chrostowska-Plak D1, Reich A, Szepietowski JC. Relationship between itch and psychological status of patients with atopic dermatitis. J Eur Acad Dermatol Vene-

reol. 2013 Feb;27(2):e239–42.

133 Penders J, Thijs C, van den Brandt PA, Kummeling I, Snijders B, Stelma F, Adams H, van ReeR, Stobbenringh EE. Gut microbiota composition and development of atopic manifestations in infancy: the KOALA Birth Cohort Study. 200; Gut 56: 661–667.

134 Hahnemann S. Organon der Heilkunst. 6. Auflage. Narayana. 344 p.

135 Weber MB, Fontes Neto Pde T, Prati C, Soirefman M, Mazzotti NG, Barzenski B, et al. Improvement of pruritus and quality of life of children with atopic dermatitis and their families after joining support groups. J Eur Acad Dermatol Venereol. 2008 Aug;22(8):992–7.

136 Bae BG, Oh SH, Park CO, Noh S, Noh JY, Kim KR, Lee KH. Progressive muscle relaxation therapy for atopic dermatitis: objective assessment of efficacy. Acta Derm Venereol. 2012 Jan;92(1):57–61.

137 Sokel B, Lansdown R, Kent A. The development of a hypnotherapy service for children. Child: Care, Health and Development. Child Care Health Dev. 1990 Jul-Aug;16(4):227–33.

Printed in Germany
by Amazon Distribution
GmbH, Leipzig